「痛みの名医」が教える

# 体の痛みがスッキリ消える

西荻ペインクリニック院長
河手眞理子

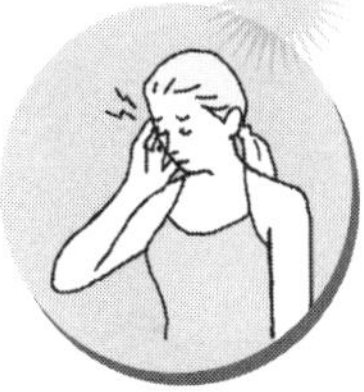

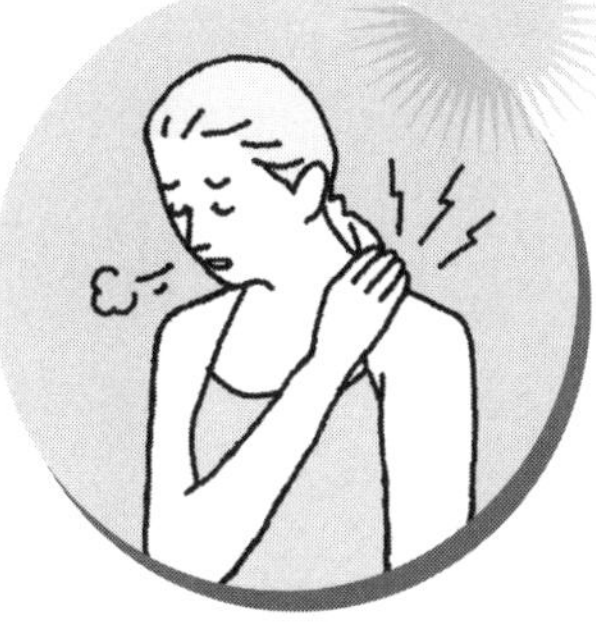

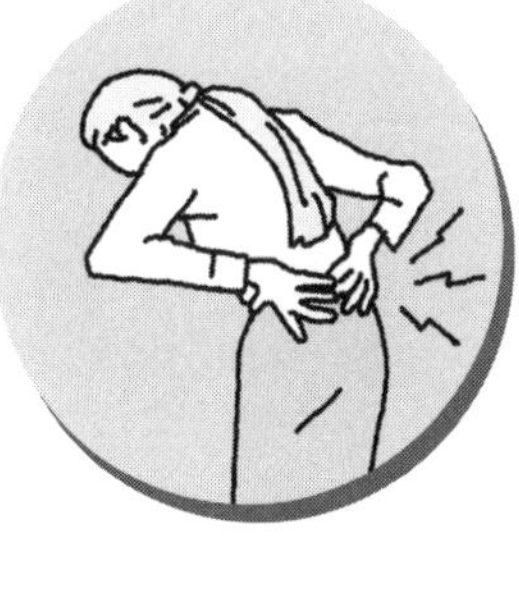

二見書房

# はじめに

「ペインクリニック」をご存じですか？

ペインクリニックという名前を聞いたことがあっても、「末期がんの痛みを神経ブロック注射やモルヒネを使って止めるホスピスのような治療をするところ」といったイメージを持っている方が多いのではないでしょうか。

ペインクリニックは、文字どおり、痛みの治療を専門におこなっているところです。痛みとひと口にいっても、とても幅広い範囲にわたります。

がんの痛みや、手術後に残ってしまった痛みの治療はもちろん、病院に行くほどではないけれどつらいと感じる、腰痛や頭痛、肩こり、顔の痛み、腕や足の痛みやしびれ、月経痛などさまざまな痛みの治療をしています。

また、痛みだけでなく、冷え症や自律神経失調症、アレルギー性鼻炎、難治性の湿疹、喘息などのアレルギー症状も神経ブロックでコントロールしていきます。

「どんな治療をされるのかわからない」「痛い治療をされそう」という不安を感じるかもしれませんが、日本のペインクリニックではおもに神経ブロックで治療をおこなっています。おもに使うのは注射です。外科が手術で、内科が薬で治療をするように、ペインクリニックでは注射で治療をおこなうというわけです。

とはいえ、注射ですから、まったく痛くないとはいえません。でも、注射針は採血で使う針より2段階か3段階は細いものですし、使う注射薬もそれほど刺激の強いものではないので、インフルエンザの予防接種より痛くありません。

また、私のクリニックでは、神経ブロック以外にも、痛みに有効と考えられるものはなんでも取り入れて治療しています。漢方を含めた薬物療法や、心理療法、理学療法なども取り入れています。

私は、麻酔科医として大学病院や総合病院に勤務していました。そのなかで、痛みを集中的に治療するペインクリニックに興味を持つようになりました。それは、ケガや病気が治ったあとに残ってしまったような痛みや腰痛や肩こりなど慢性の痛みに、長いあいだ苦しんでいる人がたくさんいるということを知ったからです。

私は2005年に独立し、現在の場所に西荻ペインクリニックを開院したのですが、そのときにこんなエピソードもありました。

クリニックの準備期間中、いろいろな相談をしているときに、改装を担当してくれた建築士さんが「じつは、首が痛くて上が向けないんです」というのです。「整形外科では『老化なので治療法はない』『手がしびれて使えなくなったらまた受診してください』といわれてしまったんです。一生このままかと思って、すごく落ち込みました」と明かしてくれました。

そこで、私のクリニックの患者さん第1号として、治療を始めることにしました。

その後、3～4カ月ほどたって、エアコンの調子をみてもらっているとき、その建築士さんが自然に上を見ていることに気づきました。痛みについて聞いてみると、本人も「あ、そういえば」といい、「気づかないうちに痛みがなくなっていました」と笑顔を見せてくれました。

そして、その経緯と効果を見ていた施工業者の方や大工さんなどからも、五十肩や腰痛などの痛みについて相談されるようになったのです。

この建築士さんのように「体に痛みがあって整形外科を受診したけれど、レントゲンをとって異常なしといわれ、処方された湿布や痛み止めをずっと使っているけれど治らない」という人、また、「薬をのめばちょっと楽になるけど、また痛みがぶり返してしまう」という人がたくさんいます。また、「病院に行くほどの痛みではないから」と、痛みをがまんしてしまっている人もたくさんいます。

痛みに苦しむ患者さんの手助けをしたいと思って開院したペインクリニックでしたが、開院後さらに、自分が思っていたよりも慢性的な痛みに苦しんでいる患者さんがとても多いということを実感し、驚きました。

そういう経験から、私は、痛みをとる方法について紹介したいと思うようになりました。

もちろんペインクリニックで治療を受ければ、痛みをとったり、軽減したりすることができます。でも、その前に、自分でケアをして、痛みがひどくならないようにする方法があるということも知っていただきたいと思ったのです。

普段から自分で体のケアをしていれば、ちょっとした異変にも早く気づくことができます。

痛みの治療は、早くすればするほどよくなる可能性が高くなります。また、患者さんのなかには「こんな状態になる前にもっと早く受診すればよかった」という方も多いのですが、日常的にケアをしていれば「これは病院に行ったほうがいい」という判断がつきやすくなり、早く受診することができます。

この本では、これまでペインクリニックの治療で培《つちか》ってきた経験と知識をもとに、痛みのメカニズムや対処法、痛みを軽減する方法などについて紹介していきたいと思います。

痛みを抱えていると、誰でもイライラしたり、憂うつになったりするものです。そうすると生活が楽しくなくなり、まわりの人たちともギクシャクしてしまうこともあるでしょう。痛みを少しでもやわらげることができれば、行動範囲も広がり、楽しみも増えます。

ぜひこの本を参考に、あなたの痛みを少しでもやわらげてください。痛みがやわらげば、きっと笑顔が増えて毎日が楽しくなります！

「痛みの名医」が教える 体の痛みがスッキリ消える◇目次

## 第2章 痛みを軽くする体と脳に効くセルフケア

## 第3章 痛みが軽くなる簡単らくらくストレッチ

第4章
# 痛みをもとから断つ「ペインクリニック」

## 第5章 こんな症状があったらペインクリニックを受診しましょう

# 痛みとペインクリニックの治療についてのQ&A

## 体の痛みについてのQ&A



## ペインクリニックの治療についてのQ&A

# 第1章

# そもそも〝痛み〟とは、なんでしょう?

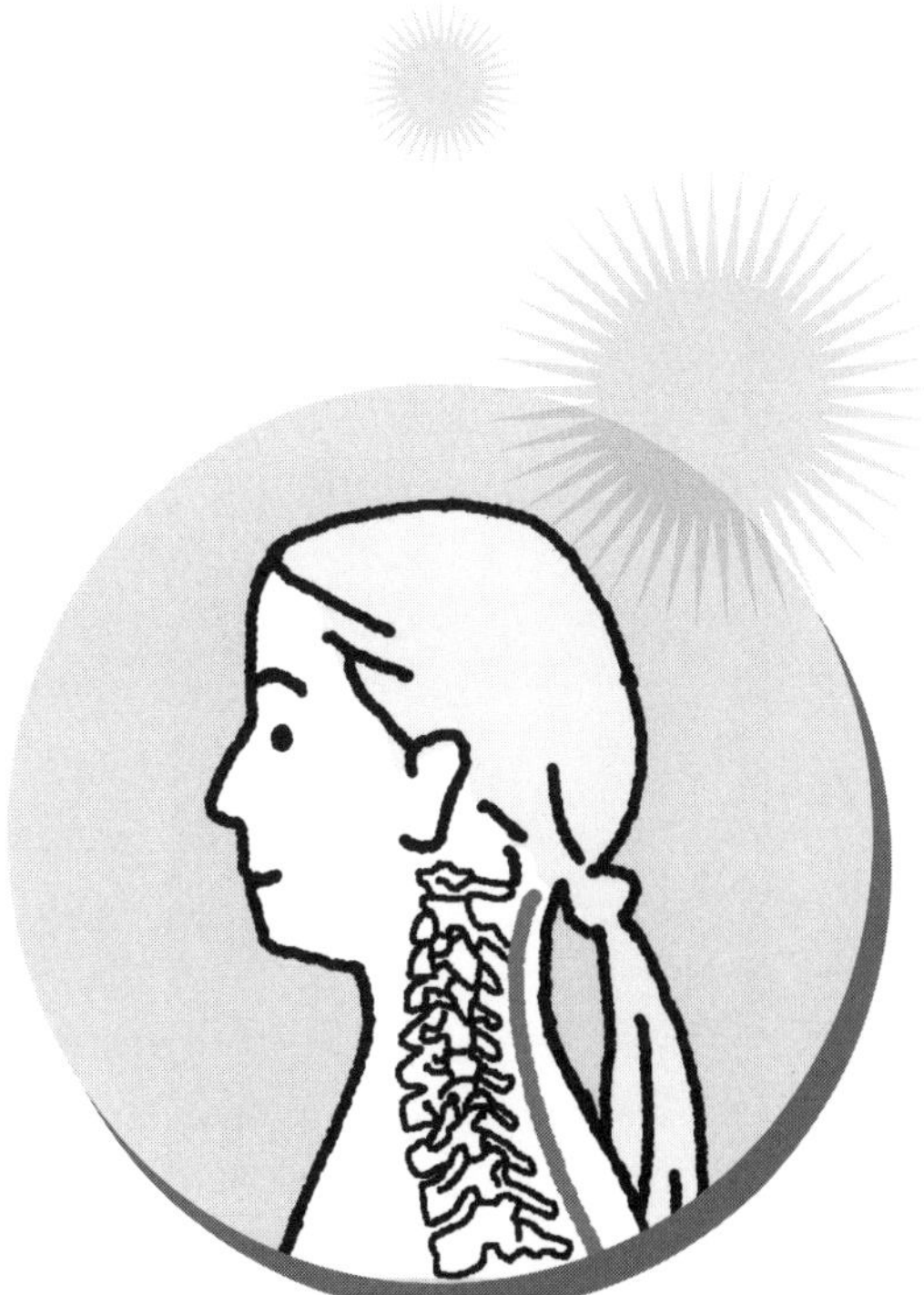

## 「必要な痛み」と「不必要な痛み」があります

### 痛みは体にとって必要なものです

痛みは、体の危険や異常を知らせる警告信号の役割を持っています。痛みを感じることで、体のどこかに異常があることがわかります。それによって、病院に行ったり、薬をのんだり、安静にしたりと、その痛みの原因になっている病気を治すための行動をとることができるのです。

もしも「痛み」がなかったら、どうなるでしょう？

とてもめずらしい病気ですが、「無痛無汗症」という病気は痛みを感じず、汗も出ません。そうすると、ケガをしても病気をしても痛みを感じることがないため、体の異変に気づくことができません。

病院に行けば「感染しないように抗生物質をのみましょう」「消毒しましょう」などといった治療を受けることができるのに、痛くないのでそのままにしてしまい、感染がひどくなったり、ケガをした部分が腐ったりしてしまいます。

たとえば、虫垂炎（盲腸）は治療をすれば治る病気ですが、痛みに気づかないと、腹膜炎を引き起こして命を落としてしまうこともあります。

また、高齢になると痛みを感じづらくなります。そのため、高齢の方は「お腹は痛いけれど、そんなに緊急な感じではないし」と腹痛を軽くみてしまいがちで、病院を受診したときには重症になっていたということもめずらしくありません。

## 体からの危険信号は「必要な痛み」

ケガをしたときや手術後の痛み、つまり、組織が損傷されたときにでる痛みも「必要な痛み」です。

組織が損傷すると、体はその部分を修復させようとして、まずはじめに炎症が起きます。その炎症が、刺激を感じる皮膚の器官を刺激することで、痛みの信号が起こります。その信号が脊髄《せきずい》に伝わり、脳に到達することで痛みを感じることになるのです。これは、骨折したときの痛みや五十肩（肩関節周囲炎）、歯痛、手術直後の痛み（侵害受容性疼痛）も同じです。

たとえば、火に手を近づけると、熱さを通りすぎて痛みを感じます。「あつっ！」と反射的に手を火から遠ざけるので、やけどを避けることができます。また、高いところから落ちたとき、腕に激痛があれば、病院に行って検査をすることで捻挫《ねんざ》や骨折などの異常を見つけることができるでしょう。

こういった痛みは、痛みの原因となっている組織の損傷が治ればしだいに軽くなり、やがてなくなってしまいます。また、傷や炎症など、見た目にも変化があってわかりやすいことが多いので、「それだけひどいケガなら、かなり痛いでしょう」とまわりの人から理解してもらいやすい痛みといえます。

このように、人が危険から身を守ったり、病気を治そうという行動を起こしたりすることで、体の安全を保つという役割を持っている痛みは「必要な痛み」です。

## ただ痛いだけなのは「不必要な痛み」

きちんと治療を受けて病気やケガが治ったのに、痛みだけが残ってしまうことがあります。神経が傷ついたり、締めつけられたりしたときに起こる痛みです。

痛みが続いているのに、何回病院に行って検査を受けても異常が見つからず、「病気は治っているので痛みはそのうち消えるでしょう」といわれることになります。痛みどめ（消炎鎮痛薬）などを処方されることがありますが、このような薬では痛みはおさまりません。

いつまでも痛みが軽くならないからと別の病院に行って、改めて検査をやり直しても、同じ結果になります。やはり異常は見つからず、「精神的なもの」「気のせい」などと片づけられてしまうことがほとんどだと思います。

このように、本来の警告としての役割を果たしたあとにも残っている痛み、つまり、ただ痛いだけで役に立たない痛みが「不必要な痛み」です。傷や炎症など組織の損傷は治っているので、見た目には異常がわかりづらく、第三者から理解してもらいづらい痛みといえます。

また、この種の痛みは、長引いて慢性化し、慢性疼痛《とうつう》になることが多いので注意が必要です。

## 「急性痛」と「慢性痛」の違いとは

### 治癒後も続く痛みは「慢性痛」です

ケガやヤケド、骨折や手術直後などの痛みは、組織が損傷したことにより起こる「必要な痛み」で、一般的に急性の痛みといえます。原因となる病気やケガが治ってしまえばなくなる痛みのことです。

一方、痛いだけで役に立たない「不必要な痛み」は長いあいだおさまらず慢性化しがちです。

「不必要な痛み」には、単純にいつまでも続いている痛みと、生活に支障をきたすような治療の必要な痛みがあります。本書では、単純にいつまでも続いている痛みを「慢性痛」、治療の必要な疾患を「慢性疼痛」として説明していきます。

## 慢性疼痛の代表格は「神経障害性疼痛」

慢性疼痛で典型的なものは、神経そのものが変化して痛みがでている「神経障害性疼痛」です。

これは神経の機能異常が原因となっている痛みです。具体的にあげると、帯状疱疹《たいじょうほうしん》が治ったあとに残っている神経痛「帯状疱疹後神経痛」、肺がんや食道がんなどの治療で開胸手術をした際に肋間《ろっかん》神経が傷つけられることで術後に残る痛み「開胸術後症候群」、脊椎手術を受けたあとに残ったり新たにでてきたりする痛み「フェイルドバック症候群」などです。
そのほか、脳出血後の痛み、手足の切断後の痛み（幻肢痛）、骨折などの外傷や神経損傷のあとに続く難治性の痛みの症状「複合性局所疼痛症候群（ＣＰＲＳ）」など、痛み自体が病気であるものも含まれます。

神経障害性疼痛が起こることは全体としてはほんのわずかですが、難治性であることが多く、一般的に「痛み止め」といわれる消炎鎮痛薬では痛みがおさまりません。多くの場合、ペインクリニックでの治療が必要になります。神経障害性疼痛は、ペインクリニックの専門医でも頭を悩まされる難治性の痛みです。

## 「急性痛」「慢性痛」を判断するには

急性の痛みは、たいてい消炎鎮痛薬をのんで1週間もすればおさまります。ケガなどで治るのに1週間程度かかったのであれば、長くみて2週間ほどで痛みはおさまるはずです。

もとの病気やケガが治っているのにさらに、薬をのみつづけないと痛みをがまんできないようなときは、慢性痛に変わっていく可能性があります。

たとえば腰椎ヘルニアや、帯状疱疹などは、痛みの原因となっているもとの病気が治るには、何週間も時間がかかります。もとの病気が治っていると思えるのに、あるいは、もう痛みがなくなってもよさそうなのに、鎮痛薬が繰り返し必要な痛みが何週間も続くときは「慢性痛」の疑いがあります、すぐにペインクリニックなど痛み専門の病院に行くほうがいいでしょう。

## 急性痛も早めに治療することが大切です

ペインクリニックでは、神経障害性疼痛に代表される慢性痛をおもに治療しています。ですが、もちろん急性痛の治療もおこないます。

急性痛は消炎鎮痛薬（痛みどめ）でおさまることが多いので、ペインクリニックで受診しようとは思わないかもしれませんが、急性痛もペインクリニックで治療したほうが鎮痛効果が高く、早く治ります。

消炎鎮痛薬は交感神経を高める性質があり、血管を収縮させて血流を悪くするので痛みの原因となっている病気を治すのに時間がかかります。

一方、ペインクリニックでは、神経ブロックという治療法を用いて治療します。これは、交感神経を遮断し、血管を広げて血流を改善させる効果があるため、もとの病気の治りも早くなります。神経ブロックについては第4章でくわしく説明しますが、神経ブロックには痛みが長引く（慢性痛に移行してしまう）のを防ぐ効果もあります。

私自身も最近、急性腰痛になってしまったのですが、自分のペインクリニックの他の医師にすぐに治療してもらいました。毎日治療して3日ほどかかりましたが、すっかりよくなり、仕事も遊びもキャンセルせずにすみました。

## 急性痛から慢性痛になることがあります

たとえば、帯状疱疹は、もとの病気が治っても、痛みだけが残って「帯状疱疹後神経痛」になるケースがあります。

帯状疱疹のあとに痛みが残ってしまった場合、できるだけ早く神経ブロックの治療をすると帯状疱疹後神経痛に移行するのを防ぐことができます。帯状疱疹後神経痛は痛みが強く治りにくいものなので、これを防ぐだけでも大きな意味があります。

ケガなどでも、ゆくゆく慢性疼痛になりやすいものがあるので、できるだけ早く治療をおこなうのがおすすめです。また、慢性疼痛に移行してしまった場合でも、その痛みをやわらげることができます。

治療は早ければ早いほど高い効果が得られます。

## 痛みはがまんしてはいけません

### 痛みが難治性の病気を引き起こします

小さな痛みでも、早めに処置をしないと大きな病気へと移行してしまう可能性が高まるので注意が必要です。

先日、「足首を捻挫して固定しているけれど、2週間たっても痛みがとれない」という患者さんがみえました。たんに足首をひねっただけでしたが、「足がすごく冷える、しびれる」ということでした。そこで、よくみてみると、足の裏を床につくことができない状態になっていました。

足首の捻挫は、固定していれば痛くないはずです。または「少しでも足首をひねると痛い」といった痛みのはずです。ですから、少しおかしい症状だったのです。私は、難治性のCRPS（複合性局所疼痛症候群）になる可能性があると判断し、神経ブロックによる治療をおこないました。

また、「最初は足先だけだったのが、しびれがだんだん広がってきている」ということでした。そういう場合は、足を動かさないでいるともっと悪化します。

そこで、普段の生活のなかで、自分で足を動かすようにアドバイスしました。まずは、痛い場所から遠い部分、つまり、足先から遠いひざのあたりから始めて、毎日少しずつ痛みのある場所に近づいていくように、しっかりマッサージしてもらいました。あわせて、痛みを感じても足を地面にしっかりつけて歩くように心がけてもらいました。これを続けてもらい、3～4週間後には痛みはなくなりました。

この患者さんの痛みは、本来の捻挫の痛みではなく、足を固定したことで血流が悪くなり、それによって引き起こされた痛みだったのです。そのまま足を動かさないでいたら悪化してCRPSとなり、治るまでにとても時間がかかっていたかもしれません。

神経ブロックによる治療は、直接ケガを治すわけではありません。

神経ブロックは、まずその部分の痛みをとります。そして、痛みがおさまっているあいだにその部分を動かして、血流を促すことで痛みをやわらげます。2～3日するとまた痛みが戻ってくるかもしれませんが、「痛みをとり、その部分を動かす」というのを何度も繰り返しているうちに、患部の血流がよくなり、痛みもだんだんやわらいでいくのです。

ケガをすると、その部分を動かすと痛いので動かさなくなってしまいます。でもそうすると「痛いから動かさない」「動かさないから治らない」という悪循環が生まれてしまうのです。ケガが治ったあとも痛みが残っていたら、なるべく早いうちに動かすようにすると、効果が早くでます。

診察では、神経ブロックで治療をおこないながら、こういった血流の重要性も説明し、患者

**痛みの悪循環のしくみ**

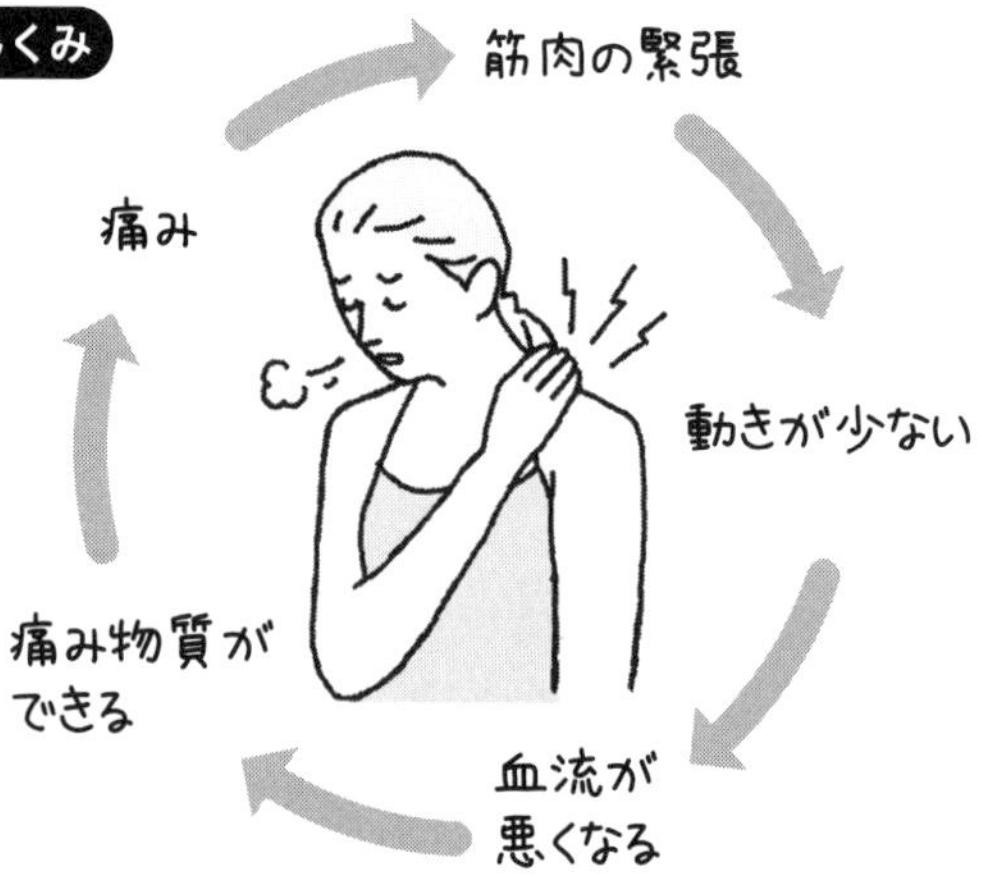

さん自身に日常生活のなかで努力してもらうようにしています。

実際のところ、痛みの種類によっては、ペインクリニックでの治療だけで完全に痛みをとることはできません。治療と普段の生活でできること、すべてを合わせて最適な方法を見つけ、患者さんと一緒に治療していくことが大切だと考えています。

## 重大な病気が隠れていることも

「1年ほど前から腰痛とわき腹の痛みがあって、整形外科でギックリ腰と筋肉痛と診断されて、薬をのんでいるのに痛みがぜんぜんとれない」という50代の患者さんがいました。

神経ブロックで治療をおこなったのですが、ブロック後にも「痛みがとれない」というのです。通常では、たとえ一時的であっても痛みはとれるはずなのです。そのうえ、腰の脇のあたりを指して「ここが痛いんです」としきりに訴えられました。

そこで、私が今までみてきた痛みとタイプが違うと思い、胸椎のMRIをとることにしました。痛みが腰に近いところだったため、それまで腰のMRIしかとられていなかったのです。すると、胸部脊髄に腫瘍が見つかりました。もし患者さんが痛みをがまんしてしまっていたら、腫瘍の発見がもっと遅れていたかもしれません。

腫瘍の痛みは他の痛みとは強さが違います。「1日中痛い」「痛みで目が覚める」「鎮痛剤が1時間くらいしか効かない」といった表現をされることが多いため、そういった言葉から、通常の痛みとは違うなと判断することもあります。

## 自分の痛みを的確に伝えることも大切です

### 自分の痛みをうまく伝えるには

痛みは本人にしかわからないもので、共有することができません。ですから、痛みについて具体的に伝えてもらうと診断の助けになります。

参考になるのは「どこが痛いか」「いつから痛みを感じるようになったか」「どんな痛みか（痛みの性質）」「痛みはどれくらいの強さか」「どんなときに痛みを感じるか」「痛みは1日中続くのか、一時的なものか」「どんな経過か（悪化している、ずっと同じ状態、少し軽くなっているなど）」「痛みが増減する要因があるか」「日常生活への影響はあるか」といった項目です。

「痛みが増減する要因があるか」というのは、「座っていると痛みが増す／なくなる」というような、痛みを強くする、あるいは、やわらげる行動があるかどうかということです。

具体的な例としては、次のようなものがあります。

痛みが増減する要因としては、「夜になると」「体を動かすと」「食事をすると」「じっと立つと」「座ると」「不安を感じると」「安静にしていると」「温めると」「冷やすと」「マッサージすると」などです。

「日常生活への影響はあるか」というのは、「痛くて眠れない」「痛くて家事・仕事ができない」といったことです。とくに睡眠への影響は重要です。

## 「痛みの性質」はオノマトペでわかります

「どんな痛みか」を患者さんから聞くのに、「鈍い」「鋭い」「重い」といった表現のほか、「ヒリヒリ」「ジンジン」「ズキズキ」といったオノマトペ（擬音語）もとても参考になります。

「ヒリヒリする」「ピリピリする」といった場合は、皮膚の表面の痛みが想像されます。一方、「ジンジンする」「ビリビリする」といった場合は、もう少し奥のほうの痛みが想像できます。

足の痛みでは、「ガンと痛む」「ビリッと痛みが走る」という、衝撃の強い、激しいイメージの表現のときは、椎間板ヘルニアや坐骨神経痛が疑われます。一方、「歩いているとパンパンに張ってくる」「立っているとジンジンしてくる」といった表現のときは、脊柱管狭窄症が頭にうかびます。

片頭痛の痛みでは、「ガンガン」「ゴンゴン」「ドクドク」「ズキズキ」「ズキンズキン」などリズミカルで拍動をイメージする表現が使われます。「ガンガン」は金槌で叩かれているような激しいイメージがあります。痛みが軽いときは、「ツンツン」「トントン」など、濁音ではない清音の表現になることが多いようです。

オノマトペ以外にも、「ナイフで切られるような」「雷が落ちたような」「金属の輪で締めつけられるような」「剣山でたたかれるような」といった表現をされることもあります。

診断を確定させるには、ＭＲＩなどの検査が必要です。ですが、患者さんから痛みについてたくさんの情報をもらうことができると、ある程度の病名を想定することができます。そうすることで、そのあとの検査や治療の計画が立てやすくなるのです。

とはいえ、「そんなにたくさんの項目を、診療のときにうまく説明できそうもない」

などと不安に感じたりしないでください。すべてを自分の言葉でうまく表現できなかったとしても心配する必要はありません。私たち医師は、問診票を参考に、痛みの原因の候補を考えて、必要な項目についてこちらから質問していきます。その質問に、自分が感じたまま、率直に答えてもらえば大丈夫です。

## 痛みの強さをはかる、ものさしもあります

患者さんの感じている痛みの強さを知るために、スケール（ものさし）を使うこともあります。

代表的なスケールは4つあります。

「NRS（Numerical Rating Scale）」と呼ばれるスケールは、痛みを「0：まったく痛みがない」から「10：今までで一番強い痛み」として、自分の痛みが0～10のどの程度かを答えてもらうものです。

「VAS（Visual Analogue Scale）」と呼ばれるスケールは、100ミリメートルの線を引き、

その左端を「まったく痛みがない」、右端を「これ以上の強い痛みは考えられない、または最悪の痛み」とします。その上に線を引いてもらって、痛みの強さを表現してもらいます。

「VRS（Verbal Rating Scale）」と呼ばれるスケールは、「0：まったく痛みがない」「2：痛い」「4：耐えられないくらい痛い」など、痛みをいくつかの段階に分け、言葉で表現したものです。自分の痛みがどの段階に近いかを選んでもらいます。

「フェイススケール」と呼ばれるスケールは、「笑顔」から「痛みで苦しんでいる表情」まで6つの段階に分けた表情のイラストが描かれたものです。そのイラストのうち自分の痛みの感じ方にもっともあてはまる表情を選んでもらいます。

治療の現場でよく使われているのはNRSとVASです。一方、フェイススケールは、顔の表情で程度があらわされているので、痛みを表現するのが難しい患者さんや子どもの患者さんにも用いることができます。

ただし、診察で必ずスケールが使われるとはかぎりません。また、VRSは、5段階

Numerical Rating Scale（NRS）

0　1　2　3　4　5　6　7　8　9　10

Visual Analogue Scale（VAS） 100mm

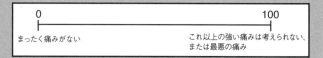

| 0 | 100 |
|---|---|
| まったく痛みがない | これ以上の強い痛みは考えられない、または最悪の痛み |

Verbal Rating Scale（VRS）

痛みなし　少し痛い　痛い　かなり痛い　耐えられないくらい痛い

Faces Pain Scale（FPS） フェイススケール

〔Whaley L, et al. Nursing Care of Infants and Children, 3rd ed, ST. Louis Mosby, 1987〕

で分けたもののほか4段階で分けたものなどもあり、決まったものはありません。

## 痛みは痛みを招きます

### 痛みは交感神経と密接なかかわりがあります

最近はパソコンを使う方が増えているので、ペインクリニックには頸《けい》肩《けん》腕《わん》症候群（肩こり、頸部痛、肩甲部痛、腕の痛み、手のしびれなどの症状の総称）の患者さんが以前に増して多くなってきました。

「肩こりをがまんしているうちに、首や背中にまで痛みが広がってしまった」という患者さんも少なくありません。

肩や腰などに痛みが起こると、その刺激でその部分の交感神経が緊張します。

交感神経というのは自律神経の神経系統のひとつで、まったく逆の性質を持つ副交感神経とシーソーのようにバランスをとりながら働いています。

交感神経は血管を収縮させて血圧を上昇させ、体を活動しやすい状態にしますが、副交感神経は交感神経とは逆の働きをして、体をリラックスさせて機能を回復させようとします。この交感神経と副交感神経は、高くなったり低くなったりつねに変動していて、そのバランスがとれているときに体は健康な状態を保つことができるのです。

## 痛みは〝痛みの悪循環〟をつくります

体のどこかに痛みを感じると、その部分の交感神経が緊張し、血管が収縮したり、筋肉

●交感神経と副交感神経のバランス

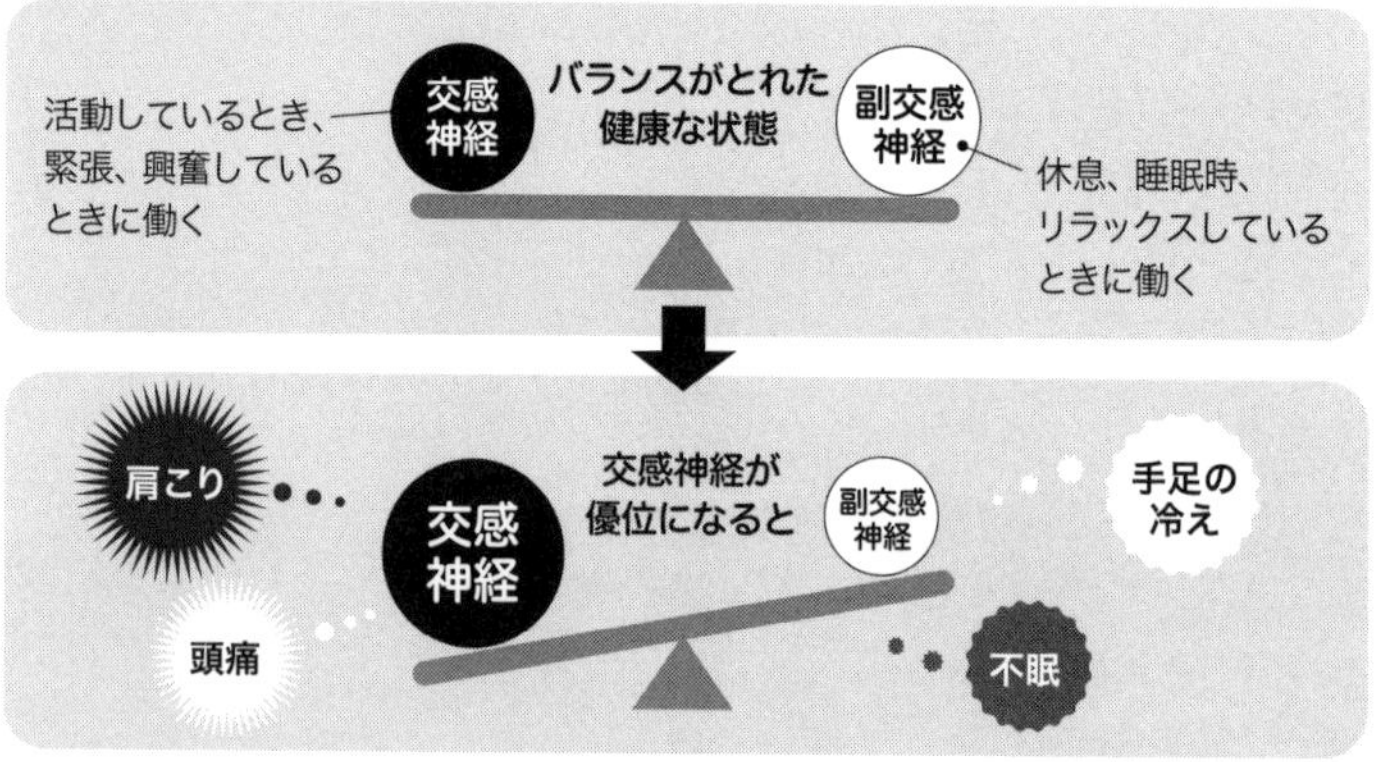

の緊張が高まったりします。そうすると血流が悪くなり、それが原因で痛みをもたらす物質が発生します。その結果、さらに痛みが引き起こされます。こうして痛みの悪循環ができあがってしまうのです。

全身に目を向けてみましょう。痛みが長引き不眠が加わると、副交感神経よりも交感神経のほうが高い状態となります。それが1週間も続くと、「交感神経の過緊張状態」になります。そうすると、肩こり、頭痛、不眠、手足の冷え、だるさなどの多様な症状がでてきて、いわゆる自律神経失調症になっていきます。

| | | |
|---|---|---|
| 拍動が速くなる | 心臓 | 拍動が遅くなる |
| 収縮 | 血管 | 拡張 |
| 上昇 | 血圧 | 低下 |
| 動きが低下 | 腸 | 活発に活動 |
| ゆるむ | 気管 | 収縮 |
| 多い | 発汗 | 少ない |

一度「過緊張」になった交感神経は、なかなかもとの状態に戻れません。痛みが長引き体調も悪くなります。そうならないためにも、痛みには早めに対処したほうがいいのです。

## 夜間の痛みには注意が必要です

### 心配のない夜間痛もあります

「痛くて眠れない」と訴えられる患者さんも少なくありません。

痛みによって就寝中に起きてしまうことを「夜間痛」といいます。トイレに行きたくて目が覚めたとき「ああ、痛いな」と感じるのは夜間痛とはいいません。

夜間痛があることで知られているのは、一般的に五十肩と呼ばれている肩関節周囲炎です。これは、寝ているときに痛い側の肩を下にしたときや寝返りを打ったときに、肩や腕にズキズキとした痛みが生じ、その痛みで目が覚めてしまうというものです。他にも、帯状疱疹の初期に夜間痛が起こることもあります。ただし、これらの痛みは悪性ではありません。

## 痛みで目が覚めてしまうときは要注意

肩関節周囲炎（五十肩）や帯状疱疹など理由がわかっているケース以外で「夜中に痛みで目が覚めてしまう」という場合、その痛みは危険信号です。

肩関節周囲炎などでは体を動かしたときに痛みが起こりますが、じっとしていても激しい痛みがあるときは、感染による炎症や、がんが隠れている可能性があります。腰の痛みから、膵臓がんや前立腺がん、背中の痛みから肺がん、大腸がんが見つかる場合もあります。

寝ているときに目が覚めてしまうほどの激しい痛みを感じたときは、すぐに病院で受診されたほうがいいでしょう。

## 激しい頭痛のときは救急病院へ

### 頭痛は緊急性からみて2つに分けられます

頭痛には「すぐには命にはかかわらない頭痛」と、「すぐに処置しないと命にかかわる頭痛」があります。

ただし、激しい痛みでも、ほとんどの頭痛は、生命にかかわることはありません。

### 経験したことのない強烈な頭痛は危険です

激しい痛みに他の症状を伴う頭痛は緊急性が高く、「くも膜下出血」「脳出血」「脳腫瘍」などが疑われます。

激しい頭痛でまず疑われるのは「くも膜下出血」です。くも膜下出血の頭痛は「今まで経験したことのないような」「バットで殴られたような」などと表現される激しい頭痛が突然起こります。伴う症状としては、嘔吐やけいれん、手足のしびれや麻痺、ろれつがまわらないといったものがあり、意識を失うこともあります。

「脳内出血」（脳出血）の場合は、突然激しい頭痛が起こることもありますが、時間をかけて頭痛がひどくなることもあります。吐き気を伴うこともあります。頭痛のほかに、手足がしびれてうまく動かせない、ろれつがまわらない、物が二重に見えるといった症状が伴うこともあります。

「脳腫瘍」の場合は、鈍い頭痛が続いたり、頭に圧迫感を感じたりします。腫瘍が大きくなるにつれて、徐々に痛みが増してくることが多く、頭蓋内圧が高くなるため起床時に痛みが強くなります。嘔吐することもありますが、片頭痛とは違い、吐き気がないのに突然嘔吐するのが特徴です。また、片手や片足が動かしにくかったり、視野の一部が欠けたり、耳鳴りやめまいなどが生じたり、症状が少しずつ進行するのが特徴です。

経験したことのないような強烈な頭痛がしたときは、迷わずに救急車を呼んでください。また、普段から頭痛がある場合は、一度は脳の検査をして、異常がないかどうかを確認しておく必要があります。

## 痛みは人それぞれで違います

### 感じ方はさまざまな要因に左右されます

同じようなケガや病気をしても、痛みの感じ方は人によって違います。

万が一、まったく同じ痛みの信号が生じたとしても、それを感じるのは脳なので、人によって、あるいはその人の置かれている状況によって、感じる痛みの強さは違ってきます。

たとえば、交通事故にあったときなどは、全身が緊張するためなのか、ケガをした瞬間は痛みを感じないといわれています。また、戦争などで戦闘態勢にいる人は、交感神経がとても高まっているので、ケガをしても痛みを感じづらいといわれています。「自分ががんばらないと」「子どもを守らないと」などといった強い気持ちが働いたときケガの痛みが二の次になるというのは、誰でも経験したことがあるのではないでしょうか。

逆に、実際の痛み以上に痛みを強く感じてしまうこともあります。

私のクリニックの患者さんも、すごくつらそうに「痛い」といいながら普通に歩いていたり、「こういうふうに痛い」という言葉や表情と症状が合っていなかったりということがときどきあります。

これはウソや仮病と片づけることはできないもので、患者さんは本当に痛みを感じているのです。

実際の痛みより強く感じてしまうのには、他の理由が隠れている場合があります。

痛みを感じやすいタイプか、感じづらいタイプかということを、「痛がり」や「がまん強い人」といった言葉であらわすこともあります。

「痛がり」というのは小さな痛みでも敏感に感じやすい人ということで、「がまん強い人」というのは痛みが強くても感じにくい人ということです。

「痛がり」や「がまん強い人」というのは体質によるものと思いがちですが、じつは、さまざまな要因によって左右されます。

次に、痛みの感じ方を左右する代表的な要因をみてみましょう。

## 体質だけでなく環境や性格も影響します

### 体が冷えると痛みが強くなります

体が冷えたときに痛みが強くなり、体を温めると痛みがおさまることがあります。

冷えることで血管が収縮して血流が悪くなり、痛みを強く感じてしまうのです。

また、前述のように、痛みの悪循環が起きると、そのせいで痛みのある部分が冷たくなり、さらなる痛みを誘発することもあります。つまり、痛みによってその部分の交感神経が高まり、そのために血管が収縮して血流が悪くなり、それが新たな痛みを呼んでしまうのです。

## 男女でも痛みの感じ方に違いがあります

痛みには、性差があり、女性のほうが「痛みの閾値《いきち》」（痛みの感じやすさの最小値）が低いため、同じ痛みでも女性のほうが痛みを強く感じるという論文があります。

実際、ペインクリニックを受診するのは、女性のほうがだいたい2倍くらい多くなっています。

月経のあるあいだは、月経周期に伴ってホルモンの変化があります。

ホルモンが急激に変化する排卵期や月経開始前後は、体が大きなストレスを受けるため、自律神経の変調をきたしやすく痛みを感じやすくなっています。

また排卵後には、子宮が収縮して血流が悪くなり、痛みを誘発させるので、実際に月経のある若くて活動的な時期に、女性は痛みを経験する機会が多くなります。

閉経したら楽になるかというと、今度は女性ホルモンの分泌が減るため、閉経前よりさらに痛みを感じやすくなるといわれています。

また、一生のライフサイクルのなかでも女性は結婚、出産、子育て、子供の自立、親の介護など、大きな変化を経験する場面が多く、体だけでなく、心に及ぼすストレスも強く感じる場面が多くあります。

これらの女性をとりまく身体的、社会的な変化・変動が、女性の「痛みの閾値《いきち》」を低くしている（痛みを感じやすくしている）理由なのかもしれません。


女性は出産を経験するので痛みに強いとよくいわれますが、出産時には、体を守るために鎮痛作用のある内因性のオピオイドが大量にでています。それによって、限界ともいえる陣痛や出産の痛みになんとか耐えられる状態になっているのです。

ですから、日常の痛みの感じ方を、出産時の痛みに耐えられていることと比較することはできません。

## 痛みを気にしすぎると痛みに過敏になります

心配性だったり、細かいことが気になったり、何事にもこだわりの強いような性格の人は、痛みを強く感じたり、痛みが長引いたりすることがあります。それは、痛みだけに固執してしまうからです。

痛みばかりを気にしていると、ほんの少し刺激があっただけでも敏感に感じてしまい、そのせいでまた痛みを気にしてしまうという悪循環が生まれてしまいます。

たとえば、コップに水が半分入っているとき、あなたは「まだ半分ある」と思いますか？　それとも「半分しかない」と思いますか？

「まだ半分ある」と思える人は、少しでも痛みが軽くなったときに「よくなった」と前向きに考えることができるでしょう。そういう人は、痛みがあったとしても固執しないで、家事や仕事、趣味など普段の生活に近い活動をすることができます。

うれしい、心地よいなどの感情は、痛みの感じ方を軽くする働きがあります。また、残っている痛みが同じであっても、「少し楽になってうれしい」という気持ちが持てれば、痛みは軽く感じられるのです。

積極的に動くようにすると血流がよくなるなどの効果が得られ、その効果で痛みが軽くなるという、いい循環ができあがります。

なかには「仕事中は痛みを感じないけれど、夕方、仕事が終わってほっとしたときにすごく痛む」という患者さんもいます。つまり、「仕事に熱中しているときは痛みを感じにくい」ということです。

実際には痛みが軽くなっているわけではありません。何かに熱中しているときは、脳の痛みを感じる部分が働かなくなるのです。そういう理由で、痛みから気持ちをそらすと痛みを感じにくくなります。

「もともと引っ込みじあん」「人と会ったりするのは嫌い」「家でひとりで過ごすのが好き」といった性格の患者さんは、痛みが長引く傾向があります。

ひとりでじっとしていることで痛みのことばかり考えてしまい、痛くない時間をつくることができないからです。

## 「心配してもらいたい」という気持ちも要因に

軽い痛みでもまわりから大げさに心配されるような家庭で育った人や、痛みがあるときに過剰に大事にされた経験があったりする人は、ちょっとした痛みでも大げさに表現してしまうことがあります。

本人は無意識なのですが、痛みを訴えることで「まわりから優しくしてもらえる」「自分にとって好ましい状況でいられる」という思いが心のなかにあるからです。これを「疼痛行動」といいます。

また、事故にあってケガをしたときなどは、痛みを訴えつづけているあいだは仕事が休めたり、まわりから心配してもらえたりします。

この場合も本人は無意識ですが、痛みを訴えることで自分にとって好ましい結果を得られるため、なかなか痛みがなくなりません。これを「疾病利得」といいます。「注目を集めたい」「病気に守られたい」といった思いが、実際に痛みを引き起こしてしまうのです。

## 「負の精神状態」は痛みの最大の要因になります

### 不安や抑うつが痛みを増大します

痛みの感じ方にもっとも大きく影響を与えるのは、不安、イライラ、抑うつ(うつ病の症状のひとつで、心が沈んだ状態)といった「負の精神状態」です。

慢性的な痛みがあるとき、たとえ痛みが強くても、痛みの原因がはっきりわかったり、治療で少しでも痛みがとれたりすると、安心することができます。希望を持つことができるので、痛みが軽くなったりします。

一方、痛みをとる方法がないと診断されたり、治療してもなかなか痛みが軽減しなかったりすると、憂うつな気分や絶望感を抱いてしまいます。そういった不安な心になると痛みを強く感じるようになってしまうのです。

また、交通事故などのように誰かの過失でケガをしたようなときは、怒りや恨みの感情がわいてきます。こういった負の感情も、実際の痛みよりも痛さを強く感じさせる原因になります。

## 職場や家庭のストレスも重要なポイントです

「腰が痛くて長時間座っていられない」「腕が痛くてパソコンが使えない」など、痛みが仕事に影響するときは、「仕事を続けられるのだろうか」「病気は悪化しないのだろうか」といったさまざまな悩みがわき、不安な気持ちが続き抑うつ的な状態になりがちです。そのせいで痛みを実際以上に強く感じることがあります。

私のクリニックの患者さんでも、「軽い肩こり」で、本来は治療すればさほど時間をかけずに痛みがとれていくはずなのに、なぜかなかなか痛みがとれず、それどころか痛みが増していってしまうというようなケースがあります。

そういうとき、「会社や家庭で悩みはありませんか？」と聞いてみると、「じつは仕事で失敗してしまって……」「じつは上司とうまくいっていなくて……」といった話がでてきたりします。はじめは自分から積極的に話してくれなくても、話を聞いているうちに「じつは……」ということもあります。

そういった職場でのストレスによって痛みをいっそう強く感じてしまうというケースは、意外に多く見受けられます。

ただし、そんなふうに仕事で大きなストレスを感じていたとしても、家に帰って安らぐことができるのであれば、心の緊張は癒されるものです。

ところが家庭にも問題がある場合は、心が癒される時間がないため、ストレスはどんどんたまってしまいます。心が沈んだ状態だと痛みに敏感になるので、同じ痛みでもより大きな苦痛を感じてしまうのです。

## まわりの無理解も、痛みが増す原因のひとつ

### 見た目でわからない痛みもあります

痛みが慢性になると、だんだん家族やまわりの人から配慮してもらえなくなったりします。

「帯状疱疹後神経痛」は、そんな痛みのひとつです。これは、帯状疱疹が治ったあとに神経痛が残ってしまうもので、強い痛みが1日中続きます。治療の難しい痛みで、腰痛や頭痛のときに使う消炎鎮痛薬は効果がなく、自分で薬をのんで痛みをコントロールすることができません。

帯状疱疹は皮膚にぶつぶつができたりして見るからに痛そうなので、まわりの人に

も「痛いだろうな」と思ってもらえます。ところが皮膚が先にきれいになり、痛みだけが残ってしまった場合は、外からはすっかり治ったように見えるので、まわりの人に痛みをわかってもらうことが難しくなってしまいます。

この痛みは、坐骨神経痛のような激痛というわけではないのですが、強い痛みがずっと続きます。

ただ、好きなことをしているときには痛みを忘れるという特徴があって、趣味に熱中したり、おもしろいテレビに夢中になったりしているときには痛みを忘れてしまいます。そういうときは「痛い、痛い」といわなくなるので、まわりから、「仮病や、なまけ病では？」と疑われたり、「『痛い』と大げさにいいすぎる」と思われたりすることがあります。

体に感じる痛みだけでもつらいのに、その痛みをまわりの人にわかってもらえないと心も傷ついてしまいます。モヤモヤしたり、イライラしたりすると抑うつ状態を引き起こし、さらに痛みが強くなってしまいます。

そういう患者さんは、診察のとき、私からご家族に「これは本当に痛いんですよ」

と説明することもあります。その言葉で患者さん本人がちょっと安心して、それだけで痛みが少し軽くなるということがあります。

痛みの強さは同じでも、不安やイライラした気持ちは痛みを感じやすくさせるので、実際の痛み以上の苦痛に苦しむことになります。逆に、安心感を得たり、癒されたりすると痛みを感じにくくなるため、痛みの苦痛は軽く感じるようになります。

## 「痛いの痛いの飛んでいけ」には科学的根拠があります

### 体への効果と、心への効果があります

子どものころ、ちょっとしたケガをしたときに、お母さんが「痛いの痛いの飛んでいけ」といいながらやさしくさすってくれると、不思議と痛みがやわらいだという経験があるのではないでしょうか。

子ども向けのたんなるおまじないのように思えるかもしれませんが、じつは本当に効果があります。

まずは、「さする」ということがとても重要です。

人間は体のなかに、痛みを伝わりにくくする「内因性疼痛抑制系」というシステムを持っています。ケガなどをすると、痛みを伝える信号は脊髄を通って脳のほうへと上がっていくのですが、このとき「さする」という刺激が、痛みを伝わりにくくするブレーキとなるのです。

ケガをした部分をやさしくなでると、この抑制系の作用を高めることができます。これは、１９６５年に発表された『ゲートコントロールセオリー』という有名な学説ですが、同じ刺激でも、いろいろな要因で痛みを強く感じたり、軽く感じたりすることの説明としてたてられた学説です。

これがきっかけになって、痛みはただひとつの末梢の刺激によって起こるものではなく、いろいろな要因の制御を受けていることが示されて、そのあとの痛みの研究が進むことになったきっかけとなったものですその後の研究で、脳のある部分を刺激すると、痛みを感じなくすることができるという動物実験などをきっかけに、下行性疼痛抑制系が発見されました。

慢性の痛みの場合は、下行性抑制系のブレーキの機能が悪くなっていることが、痛みの慢性化にかかわっているようで、最近、下行性抑制系の働きをよくすることで鎮痛効果を得ようという薬が診療の場面で使われるようになって、慢性痛の治療効果の成績アップにつながっています。

やさしくさするだけでなく、ぎゅっと押さえるのも効果があります。腕をケガしたときなどに、思わず「うっ」といって押さえると思います。「押さえよう」と思ってから行動にでるの

下行性疼痛抑制系

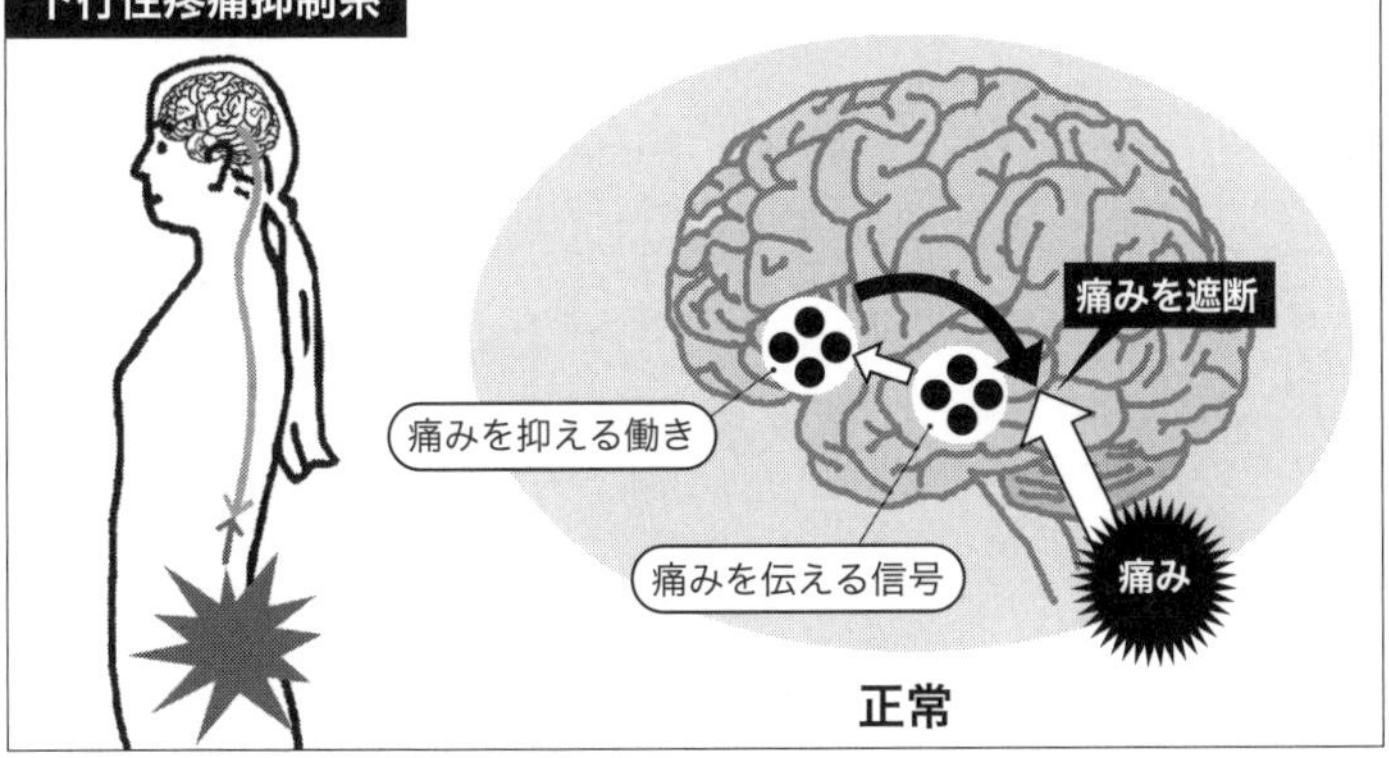

ではなく、体が自然にやっているのです。
やさしくさする、強く押さえるだけでなく、つねるなどの痛み刺激も他の部分の痛みをおさえることができます。予防注射を受けるときに、他の部分を自分でつねって、注射の痛みをがまんしたことはありませんか？　これも同じ働きによるものです。これは、鍼治療や低周波刺激による鎮痛効果のメカニズム（広汎性侵害受容性調節）といわれています。

こういった、「なでる」「押さえる」というのは、人にしてもらっても、自分で自分におこなっても効果があります。

もうひとつ、「痛いの痛いの飛んでいけ」といいながら誰かにさすってもらったときに感じる安心感も、痛みをやわらげる効果があります。
第三者にやさしくしてもらうことで「自分の痛みをわかってくれた」「やさしくしてくれた」という気持ちになり、痛みが癒されるのです。

# 第2章

# 痛みを軽くする 体と脳に効くセルフケア

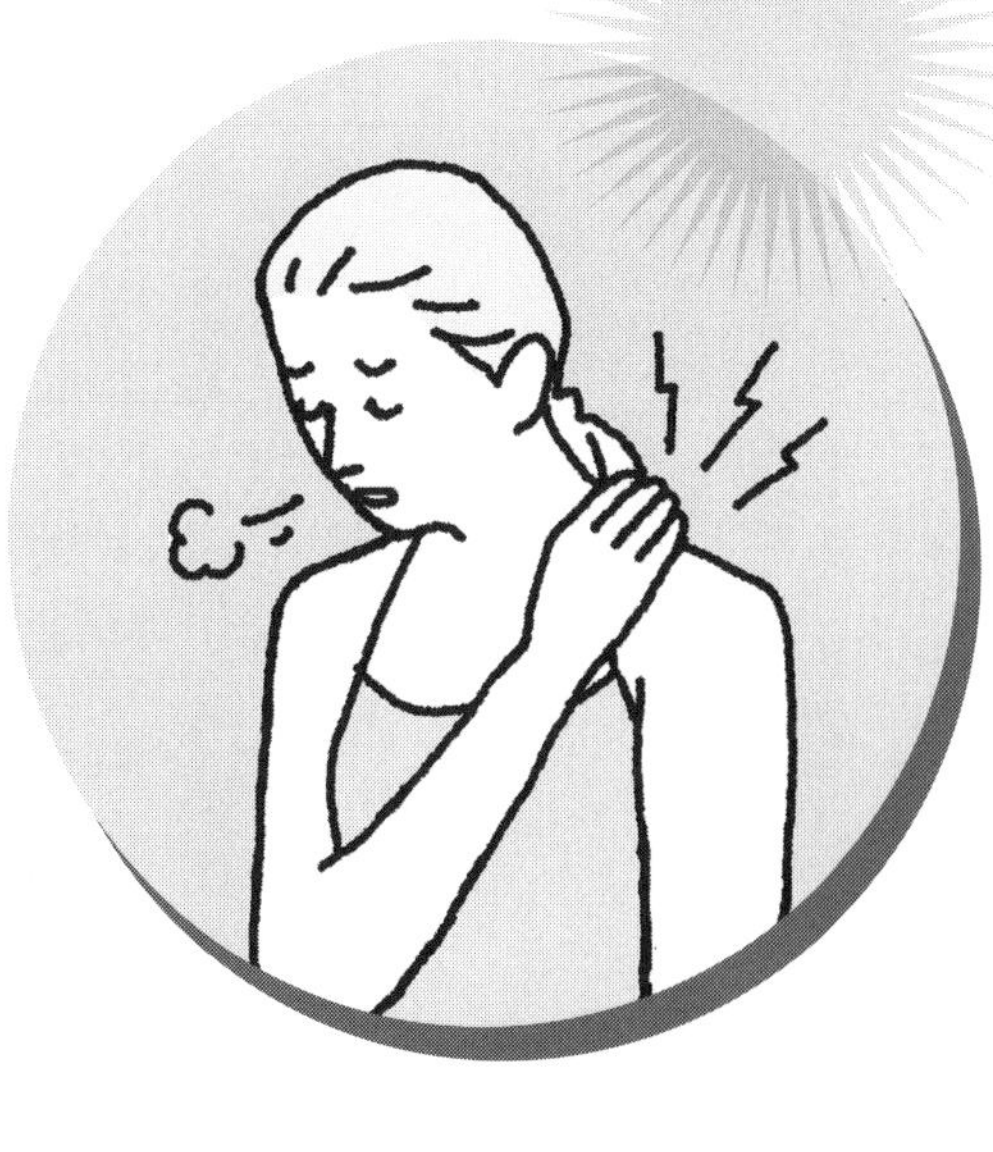

## 「肩こり」「片頭痛」「こむらがえり」のセルフケア

まずは、「肩こり」「片頭痛」「こむらがえり」、３つの痛みのセルフケアについてご紹介します。

「肩こり」と「片頭痛」は、悩まされている人が多い痛みですが、日ごろから自分でケアをおこなうことで痛みをやわらげることができます。

「こむらがえり」は、わりとすぐに治まるものの、痛みで明け方に目が覚めて不眠につながったり、痛みが残ったりするやっかいなものです。とはいえ、セルフケアをおこなうことで予防することができます。

ちょっとしたケアで痛みを軽減することができます。「肩こり」「片頭痛」「こむらがえり」の痛みに悩んでいる人は、ぜひ試してみてください。

# 「肩こり」は、肩と首の緊張をほぐしましょう

## 肩こりには2つの原因があります

「肩がこっているな」と感じるとき、筋肉が原因のものと、首の骨が原因のもの、2つのケースがあります。まずは自分の肩こりがどちらのタイプに当てはまるのか見極めることが大切です。

筋肉の痛みの場合は、肩周辺の筋肉の緊張と血流不足が原因です。

たとえば、「肩の筋肉を使いすぎた」「ずっと同じ姿勢でいた」「普段、体を動かしていないのに急に大掃除した」というような場合は、一時的な筋肉の痛みの可能性が高いでしょう。また、なで肩の人などは筋肉が張りやすいので、筋肉痛のような症状がでやすくなります。

筋肉というのは、使いすぎると痛くなりますが、使わなくても痛くなります。

筋トレなども、普段からトレーニングをしている人であっても、まわりの人がやっているのを見て、「私も」といつも以上に頑張りすぎて無理をしたりすると痛みの原因になってしまいます。筋肉のオーバーワークということです。

## 筋肉の痛みはストレッチが有効です

長時間同じ姿勢でパソコンに向かっていたりすると、肩や首の周辺の筋肉に緊張が続いて痛みを引き起こし、肩こりの症状があらわれてきます。筋肉の緊張や疲労が起きて、血流が悪くなり、肩や首が固まったような感じで痛くなります。

そんなふうに固まって痛くなった筋肉をほぐすには、ストレッチなどで体を動かすことが効果的です。

これは肩だけでなく全身にいえることですが、日常で使う筋肉というのはある程度決まっているので、痛みを軽減するためには、普段使っていない筋肉を意識して動かすのがポイントです。

筋肉を動かすと、その部分の血流がよくなって痛みがやわらぐだけでなく、人間にもともとそなわっている痛みをおさえるシステムの下行性疼痛抑制系（脳から伝わる痛みのブレーキ）の信号もでるため、両方の効果で痛みがやわらぎます。


仕事で1日何時間もパソコン作業をしなければいけないような人は、長時間同じ姿勢を続けないようにすることが大切です。

途中で休憩をとって、肩や首の筋肉を伸ばすようにしましょう。「疲れたら休憩しよう」と思っていても作業に熱中して時間がたつのを忘れてしまうこともあるので、「1時間に1回」というように時間を決めて、体を動かすのがおすすめです。

## お風呂やマッサージも効果的です

他に、お風呂にゆっくり入って体を温めて血流をよくしたり、湿布を貼ったりすることでも痛みはやわらぎます。

マッサージをするのも有効ですが、痛みを感じるほどのマッサージは、筋肉に余計な緊張を与えたり、傷をつけてしまったりすることがあるので注意が必要です。自分でマッサージする場合も、誰かにしてもらう場合も、「痛い」と感じるほど強くしないで、気持ちいいと感じる程度に留めておきましょう。

## 筋肉の痛みでない場合は受診しましょう

湿布を貼っても、運動してもまったくよくならないときには、筋肉の痛みではなく、首の問題を疑ってみたほうがいいかもしれません。

痛みが何カ月も長引いて、「首が痛い」「肩が痛い」「腕が痛い」という患者さんは首のＭＲＩをとるのですが、骨の変形や、何か他に原因がある場合があります。普段の肩こりとは違う長引く痛みを感じたら、診察を受けてみることをおすすめします。

## ②片頭痛は、頭を冷やし、首と肩は温めましょう

### 片頭痛は他の痛みとは少しタイプが違います

ここまで「痛みをやわらげるには、体を温めて血流をよくするのが効果的」と説明してきましたが、片頭痛の場合は、冷やしたほうが楽になることがあります。

片頭痛は慢性頭痛のひとつで、血管がズキンズキンと脈打つような拍動性の痛みが特徴ですが、拍動性でなく、強く締めつけるような痛みの場合もあります。

頭の片側だけ痛い場合もあれば、頭全体に痛みを感じることもあり、個人差があります。痛みの始まる前にチカチカする光が見えたり、視界がぼやけたりという「前兆」というサインのある人もいます。症状がひどいと、少し動いただけでも頭痛が強まります。さらに、光や音、臭いなどに敏感になったり、吐き気や嘔吐を伴ったりすることもあります。

片頭痛は、何かのきっかけで脳の血管が収縮し、血管のまわりから神経伝達物質が

遊離して、血管のまわりに炎症をおこし、それが血管のまわりにからまっている神経に伝わることで痛みが起こります。血管が拡張して痛みが激しくなるため、温めるのは逆効果で、冷やしたほうがいいのです。

## 月経や肩こりにも関係しています

片頭痛は20代〜40代に多く、30代がもっとも多くなっています。比較的若い年齢から始まることが多く、どちらかの親に片頭痛があるというケースも多くみられます。男女比では女性が多く、男性の約3・6倍となっています。女性には月経周期によるホルモンの変動があるからです。

月経周期のなかでエストロゲン（女性ホルモン）が増減しますが、このエストロゲンが減少するときに片頭痛が起こりやすくなります。つまり、排卵のときと、月経が始まる前後に片頭痛が起こりやすくなるのです。

エストロゲンの変動によって、起こりやすい片頭痛ですが、エストロゲンの分泌が減少する閉経後にも、更年期による体の変化、夫婦関係、親の介護、孫の世話などストレスを感じるできごとが多く、それが引き金となって片頭痛に悩む人も増えているようです。

肩こりも片頭痛を引き起こす要因のひとつです。他に、仕事の忙しさや人間関係のトラブルなどによる精神的なストレス、不規則な睡眠や睡眠不足、曇り空、季節の変わり目などによる気候の変化といったさまざまな要因が片頭痛の原因になります。

片頭痛になると、動くと痛みが強くなり、吐き気も起こるので、仕事や家事ができないなど日常生活に影響がでてしまいます。

片頭痛は、起こるときは突然ですが、24時間から48時間で消えてしまいます。繰り返し起こりますが、加齢とともに軽くなり、重い症状が残ることはありません。

## 予防にはストレスや肩こりの解消が有効

片頭痛の要因になることを避けるには、自分で対策することが重要になります。

まずは精神的なストレスをためないように心がけましょう。ストレスがたまったら、うまく解消することが大切です。

肩こりを解消することも片頭痛の予防に有効です。片頭痛の患者さんは肩こりから頭痛へと移っていくケースが多く、「肩がぎゅーっとこってきて、そのあと片頭痛が起こる」という表現をされます。

片頭痛と肩こりは密接に関係しています。片頭痛の発作時は頭やこめかみなどを冷やしたほうが楽になりますが、予防策としては、日ごろから肩や首のまわりを温めて血流をよくし、肩こりにならないようにしておくのが効果的です。

「休日になると片頭痛が起こりやすい」という患者さんもいます。そういう人は、睡眠時間に気をつけてみてください。休日に寝だめしようとしていつもより長時間寝たりすると、それが頭痛を引き起こす誘因になります。規則正しい睡眠時間をキープしたほうがいいのです。

一方、食べ物も片頭痛の誘因になることがわかっています。アルコール（とくに赤ワイン）、熟成したチーズ、チョコレート、加工肉やハムの防腐剤、調味料（グルタミン酸）などが痛みの引き金になることがあるので、普段の食生活も注意しましょう。

ただし、とくに誘発する食べ物のない人は、ここにあげた食べ物や飲み物を避ける必要はありません。

## 片頭痛が起きそうになったら冷やして対処を

片頭痛が起きそうなときは、マッサージや入浴、運動といった血管を拡張させることをできるだけ避けることが大切です。

冷たいタオルなどでこめかみのあたりを冷やし、暗い場所で静かに休むようにすると、痛みをやわらげることができます。

## 「こむらがえり」は、運動と食事で予防しましょう

### 足がつるのは冷えや脱水が原因です

ふくらはぎの筋肉が急激に収縮し、つることを「こむらがえり」（腓腹筋痙攣）といいます。筋肉の収縮の情報が脊髄や脳に伝わると、収縮のちょうどよいところで、筋肉がゆるむような信号が脊髄や脳から筋肉に戻ってきます。健康な状態ではそれがバランスよくできています。

神経や筋肉が過敏になったり、筋肉の収縮やゆるめる情報がうまく伝わらなかったりすると、こむらがえりが起こることになります。睡眠中に足がつって痛みで目を覚ますというのはめずらしいことではなく、腰痛がある場合などによく起こります。

明け方は体温が下がるため、明け方に起こることが多くなります。痛みで目が覚めてしまうので、ひんぱんに起こるようなると睡眠障害につながることもあります。

足がつる原因は、冷え、筋肉の疲労、脱水などが考えられます。

冬の寒い時期や、夏にクーラーで体を冷やしすぎたときなどは、足の血流が悪くなり、筋肉や腱が収縮して足がつりやすくなります。

普段使わない部分を急に動かした場合は、筋肉を動かすエネルギーを補給できなかったり、筋肉をコントロールする機能がうまく反応しなかったりして筋肉の収縮やけいれんが起きます。運動不足の人が急に運動を始めたりしたときなどに足がつるのも同様のメカニズムです。

運動時や夏場などは、多量の汗をかくことによってミネラル、電解質などのバランスがくずれてしまいます。そのために筋肉が過度に緊張しやすくなり、足がつります。また、中高年の場合は、筋肉の衰えも大きな要因になります。加齢で筋肉の量が減るうえに、血管が固くなって血流が悪くなるなど、さまざまな要因が重なり、足がつりやすくなるのです。

## 適度な運動で血流をよくすることが大切

### ●足の血流をよくする

足の冷えを解消し、疲労を回復させるには、足の筋肉量を維持して、血流を改善するのが効果的です。

普段からたくさん歩くようにしたり、階段を使うようにしたりすると、筋肉が鍛えられ、血流がアップします。スクワットをするのも効果的です。

また、イスに座って、両足を軽く浮かせ、つま先を上下に動かす運動も血流をよくすることができます。手軽にできるので、やってみてください。

### ●水分、ミネラルをとる

水分不足を防ぐために、意識して水分をとるようにすることも重要です。ミネラルは汗と一緒に排出されやすいので、汗をかいたら水だけを飲むのではなく、塩をなめたり、スポーツドリンクを飲んだりして水分補給をしましょう。

バランスのいい食事を心がけて、食べ物からミネラルをとることも効果的です。

ミネラルのうち筋肉の動きに密接にかかわるのは、カルシウムやマグネシウムです。カルシウムは小魚や乳製品、マグネシウムはナッツ類や大豆製品などに多く含まれています。

## 足がつったときは、ゆっくり伸ばします

足がつったときは、つった部分の筋肉をゆっくり伸ばして、それをまた戻すように動かすようにすると痛みが少しずつやわらぎます。かかとを反らすようにして、ふくらはぎを伸ばします。やさしく伸ばすようにしないと筋肉を傷めることがあるので、落ち着いてやりましょう。

ふくらはぎを伸ばすことで、ある程度動けるようになりますが、つったところの痛みが長引くことがあります。

そういう痛みには、漢方薬を試してみるのもいいでしょう。筋肉の痙攣《けいれん》性の痛みには、芍薬甘草湯（シャクヤクカンゾウトウ）が即効性があります。医師に相談してみて

ください。

## 「冷え」は痛みの大敵。体を温める5つのポイント

ここからは、痛み全般についてのセルフケア方法を紹介していきます。

第1章でご説明したとおり、痛みは血管の収縮を引き起こし、血流が悪くなることで痛みの物質が発生します。

首や肩のこり、腰痛などを悪化させる大きな原因のひとつは冷えです。体が冷えると、末梢の血管が収縮したり筋肉が緊張したりして、血流が悪くなってしまうからです。逆に考えれば、冷えを解消すれば血流がよくなって、痛みがやわらぐということです。

冷えを解消して血流をよくするために一番効果的なのは体を温めることです。日頃

の生活をちょっと見直すだけで血流を改善することができます。
ここでは、体を温めるのに効果的な5つの方法をご紹介します。ぜひ普段の生活に取り入れてみてください。

## ①夏のクーラーによる冷えを避けましょう

### 痛みは、冬より夏にぶり返しがちです

慢性的な腰痛などのある患者さんは、夏に症状がひどくなることがあります。寒い冬のほうが痛みが悪化したり、ぶり返したりしそうなイメージがあると思いますが、じつは注意したいのは夏です。

これは、クーラーの冷えが原因になっていることが少なくありません。もちろん部屋の冷やしすぎもよくないのですが、家の外と室内の温度差が大きいことが痛みに大きな影響を与えます。気温差が大きいと、気温が低いところに入ったときに血管がき

ゅっと締まって血流が悪くなり、痛みを引き起こしてしまうからです。

冬も家の外と暖房の入った部屋の温度の差はかなり大きいと思いますが、冬はたくさん着込んだりして、防寒して出かけますよね？　でも夏は、暑い外には薄着で出かけて、クーラーの効いた室内に入ったら服を着こむというのはなかなか難しいと思います。今は乗り物のなかや建物のなかなど、どこでもクーラーが効いていますから、暑い外から涼しい場所に出たり入ったりするたびに調節するのは大変です。

また、クーラーの冷気は人工的な冷たさがあって、冬の自然な寒さとは違う空気の冷たさがあります。クーラーは湿度が低くなって乾燥するためなのか体にしみる冷たさがあり、それが痛みによくありません。冷やされた空気が部屋の下のほうにたまるので、足もとの冷えにも注意が必要です。

## 3つの〝首〟を温めると効果的です

クーラーで冷えた体を温めるには、〝首〟を温めるのがおすすめです。

この〝首〟というのは、首、手首、足首のことです。この3カ所は太い動脈が皮膚に近いところにあり、気温の影響を受けやすくなっています。この部分が冷えると、ここを通った血液が冷え、その冷えた血液が体をめぐることによって全身が冷えてしまいます。

ですから、温まった血液を全身に行きわたらせて体を温めるには、この3つの〝首〟を温めると効率的なのです。

首もとは、ストールやスカーフを巻いたりして、冷たい空気から守りましょう。暑い日はタンクトップなど胸もとのあいた服を着たくなりますが、クーラーで首もとを冷やさないためには襟のつまった服を選ぶのが得策です。

手首も、手首まで袖のある服を着たり、リストバンドやスカーフを巻いたりすると冷えを防げます。

足首は、靴下やひざ掛け、レッグウォーマーなどで保温するようにするといいでしょう。クーラーからでる冷たい空気は下にたまるので、足は冷えがちになります。素足にサンダルというファッションのときも、冷えた室内では靴下をはくなど、しっかり対策しましょう。

とくに女性は男性より筋肉が少ないため、体温が上がりにくく、体が冷えやすくなっています。寒いくらいにクーラーが効いているオフィスもあると思いますが、そういう場所に毎日長時間いるという人は、この〝3つの首〟をしっかり意識して温めてみてください。

## ②湯船につかって全身を温めましょう

### シャワーだけでなく湯船に入りましょう

全身を温めるには、お風呂に入るのが効果的です。夏でも、シャワーではなく、湯船につかって体を温めるようにしましょう。

湯船につかるときは、ぬるめのお湯に長めに入るのがポイントです。熱いお湯だと、すぐに温まった気分になって短時間で湯船から出てしまいますが、それでは体の芯まで温めることができません。ぬるめのお湯に、ぽかぽかして汗ばむくらいまでつかると、体をじっくり温めることができます。

ただし、あまりにも長い時間、湯船に入っているのはよくありません。長時間入っていると全身の血管が開いてしまいます。そうすると、立ったときに血管の調節がうまくできなくなって血圧が下がり、ふらっとしてしまったりするので注意が必要です。

湯船に長くつかりたいときは、肩までつからずに、腰やお腹のあたりまでお湯に入るようにしましょう。ゆっくりつかれば全身が十分温まります。

脱水症状にならないように、水を飲みながら入ることも大切です。また、湯船からでるときは、壁や手すりにつかまりながらゆっくり動作をしましょう。

## ③手足を温めて全身を温めましょう

### 手や足を温めるだけでも全身が温まります

手や足を温めるだけでも、体全体をぽかぽかさせる効果があります。

なかでも、血液は重力によって下に向かって流れているので、ふくらはぎや足先は血流がたまりがちで、むくみやすくなっています。そのため、ふくらはぎや足先を温めたり、刺激したりすると冷えや血流の改善に効果的です。

とくに、ふくらはぎは「第2の心臓」といわれ、重力によって下半身にたまった血液を心臓に戻すポンプの働きをしています。ふくらはぎが冷たかったり、むくんでいたりしたらポンプの働きが悪く、全身の血流も悪くなっている可能性があるので注意が必要です。

### 足をほぐして温めましょう

●足首をぐるぐる回す

床やイスに座って片方の足をもう片方の太ももにのせ、のせたほうの足先をつかんでぐるぐる回します。足を交代して左右同じように回します。

足首を回すことでふくらはぎの筋肉が使われ、足を温める効果があります。

仰向けに寝た状態や、お風呂に入っているときにおこなってもＯＫです。テレビを見ながらでもできる簡単な方法ですが、これだけで体全体がぽかぽかしてきます。

●ふくらはぎをもむ

ふくらはぎを下から上に向かって、手でぎゅっぎゅっとつかむようにしてマッサージしてみ

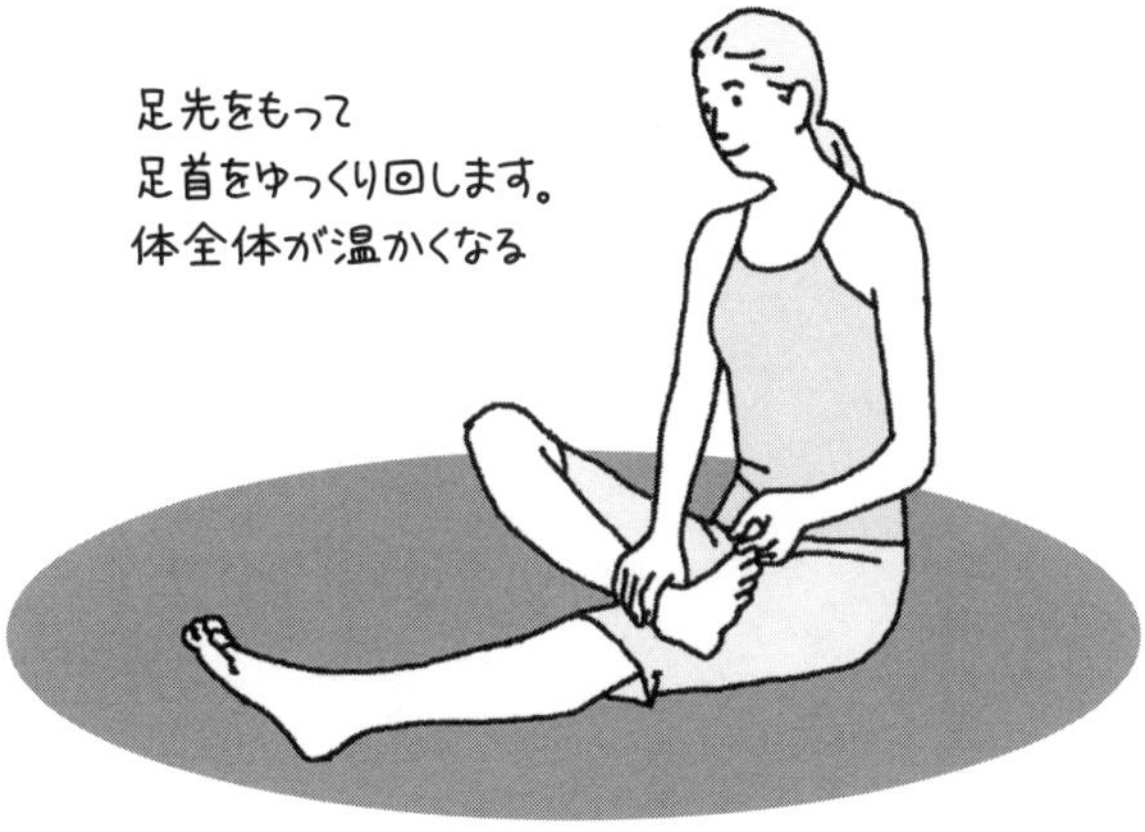
足先をもって
足首をゆっくり回します。
体全体が温かくなる

ましょう。あまり強くしすぎずに、〝痛気持ちいい〟くらいの強さでもみほぐしていくのがポイントです。

ずっと座って仕事をしているような人は夕方になるとむくみが気になると思いますが、イスに座ったままでもできるので、おこなってみてください。むくみを解消することができ、血流もよくなります。

## ●手を温めると肩こりや頭痛の解消にも

手は、心臓に近いため、わりと短時間で体を温める効果を得ることができます。

手を温めるのに簡単な方法は、グー、パーと手のひらを閉じたり開いたりして動かすことです。また、手首をぐるぐる回すだけでも効果が

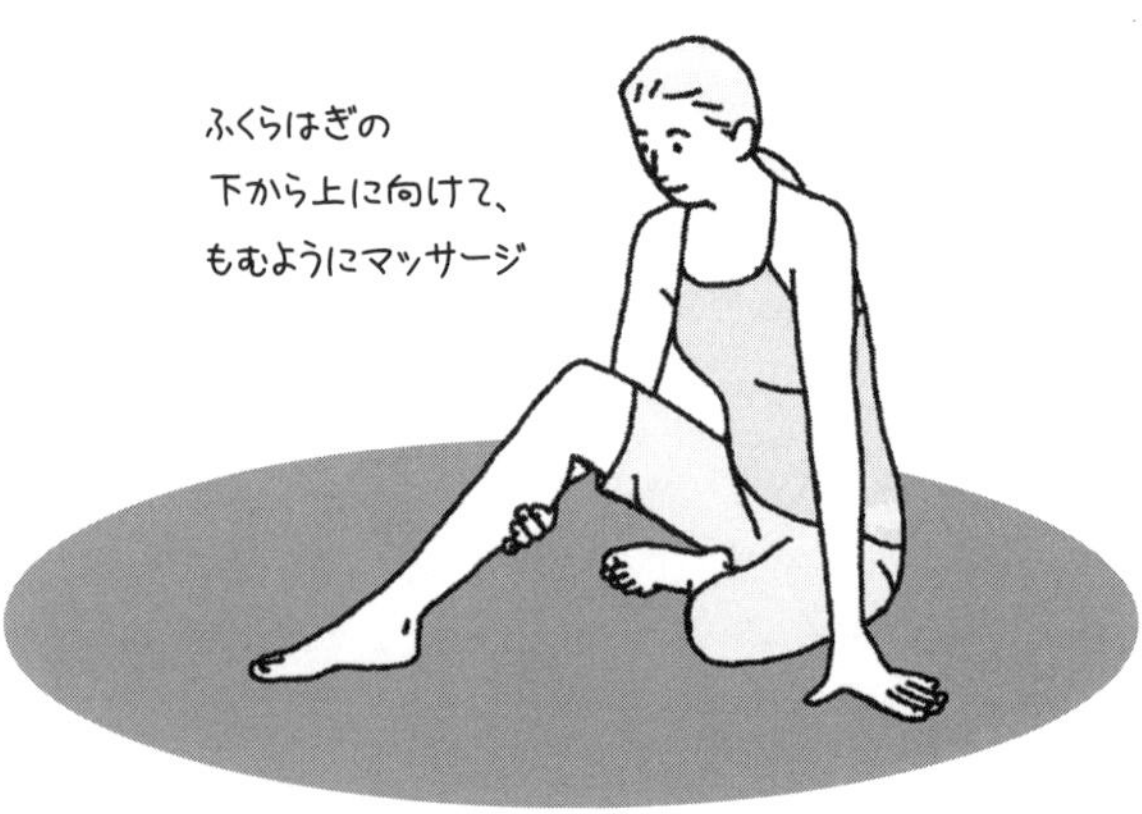
ふくらはぎの
下から上に向けて、
もむようにマッサージ

あります。

手の血流がよくなると、手自体の冷えが解消されるだけでなく、肩こりや頭痛の改善も期待できます。

## 足湯や手湯も効果があります

足湯や手湯で、足や手だけをお湯に入れて温めるのもおすすめです。手足を温めると意外なほど体全体がぽかぽかと温まり、血流もよくなります。

足湯は、足、またはふくらはぎから下をお湯につけます。手湯は、手のひら、またはひじから下をお湯につけるようにします。

足湯や手湯は、お風呂に入れないときも手軽に体を温めることができるので便利です。最近は、温泉地などに足湯や手湯が設けられていることも多いので、ぽかぽか効果のほどを試してみてください。

## ④体を温める食べ物をとりましょう

### 体を温める食べ物と冷やす食べ物があります

体を温めるためには、食べ物や飲み物も重要な役割を持っています。体を温めるためにもっとも大切なのは、バランスよく食事をとることです。不規則な食事、極端に偏った食事は体に冷えをもたらします。インスタント食品ばかり食べていたり、野菜を食べなかったりすると、たんぱく質やビタミン、ミネラルなどの栄養が不足し、体を温めることができなくなってしまいます。血流が悪くなるので、手足も冷えてしまいます。

体を温める性質を持っている食品と、体を冷やす性質を持っている食品があります。食品の性質を知って、じょうずに取り入れていくことも大切です。

## 体を冷やす食べ物・飲み物

### ●夏に収穫されるもの

トマト、レタス、きゅうりといった夏が旬の野菜は体を冷やします。

野菜をたくさんとるのはいいことですが、生野菜ばかりたくさん食べるのは要注意です。ただし、熱を通せば大丈夫。できるだけ加熱して食べる工夫をしましょう。

### ●暖かい土地に育つもの

マンゴー、バナナ、パイナップルといった果物は体を冷やします。ビタミンをたくさんとれるのはいいのですが、これらの果物のとりすぎには注意が必要です。とくに寒い季節は、とりすぎに気をつけたほうがいいでしょう。

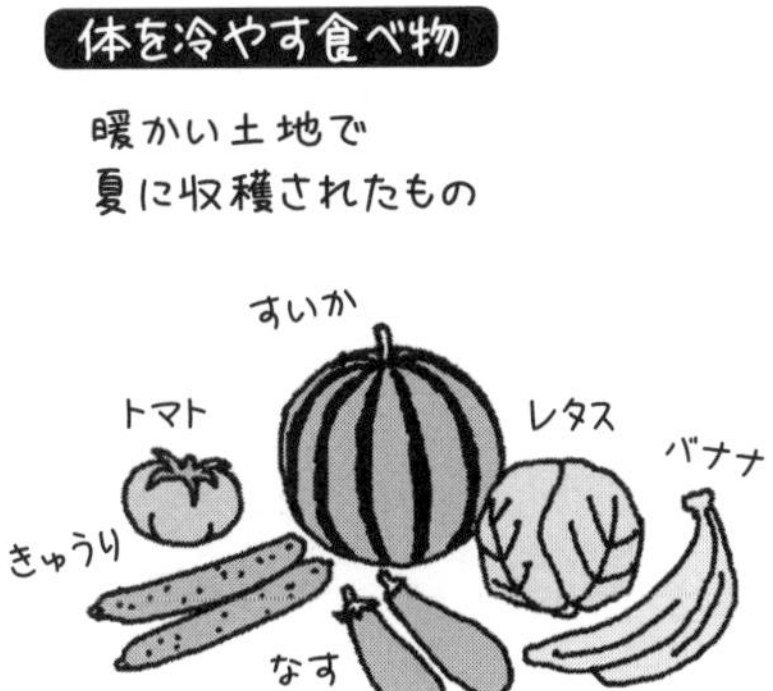
体を冷やす食べ物
暖かい土地で
夏に収穫されたもの
すいか
トマト
レタス
バナナ
きゅうり
なす

## ●コーヒー、ビール

コーヒーも南国でとれるものです。ビールのほかにウィスキーなども体を冷やすとされています。

いずれも飲みすぎには気をつけたほうがいいでしょう。

# 体を温める食べ物・飲み物

## ●地下や寒い土地に育つもの

かぼちゃ、にんじん、ごぼう、たまねぎなどは体を温める野菜の代表格です。

果物は体を冷やすイメージが強いですが、寒い土地に育つりんご、さくらんぼ、ぶどうなどは例外です。

また、チーズなどの水分や油分が少ない固いもの、漬物などの塩辛さを感じるものも体を温

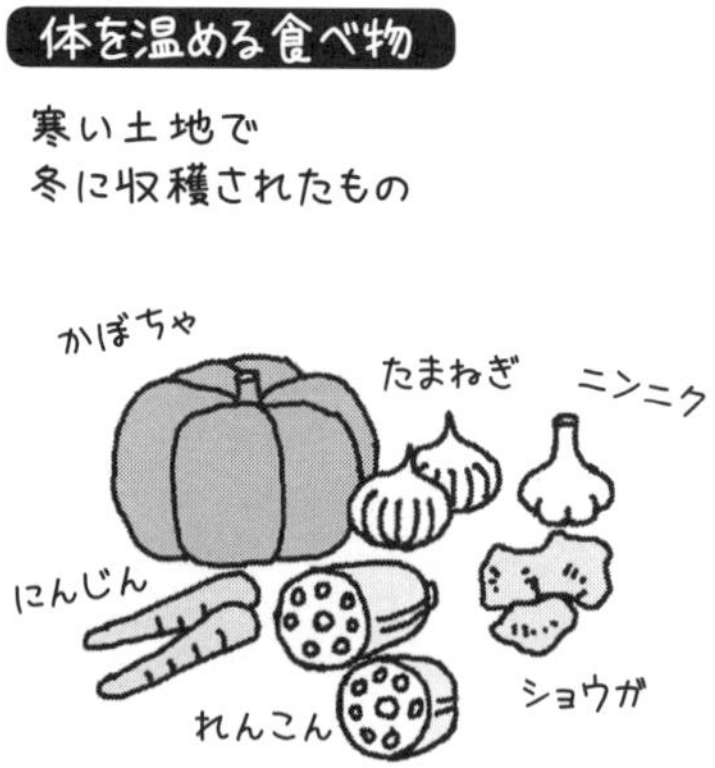
体を温める食べ物
寒い土地で
冬に収穫されたもの
かぼちゃ
たまねぎ
ニンニク
にんじん
ショウガ
れんこん

めるといわれています。

### ●発酵させたお茶

紅茶、中国茶、ほうじ茶といった発酵させてつくられたお茶は体を温める傾向があります。

一般的に、茶色の茶葉のものは発酵しているお茶といえます。

### ●赤ワイン、日本酒

赤ワインも日本酒も発酵させてつくられているため、体を温める傾向があります。ただし、飲みすぎるとアルコールの作用で血管が開き熱が発散され、体を冷やすことになるので飲みすぎには注意が必要です。

### ●生姜、ニンニク

生姜の主成分のジンゲロールには手足の血管を広げる作用があります。漢方では、足が冷えて痛むような人、手足にしもやけができやすい人には、当帰四逆加呉茱萸生姜湯（トウキシギャクカゴシュユショウキョウトウ）という文字どおり生姜を含んだ漢方を使います。とてもよく効きます。

私は、スキーをするときにこの漢方を使って、手足の冷えを防いでいます。

また、ジンゲロールは、脱水反応によって、一部がショウガオールという成分に変化します。

つまり生姜を乾燥させると乾姜になります。

漢方薬にも、生姜（ショウキョウ）と乾姜（カンキョウ）というように、それぞれの成分が区別して配合されています。それぞれに作用も違ったものになります。

生姜が手足など末梢を温めるのに対し、乾姜は胃腸など体の奥を温める作用があります。乾姜は胃腸虚弱や、微熱、寝汗などの症状のある体力の弱った人に使われ、人参湯や、柴胡桂枝乾姜湯（サイコケイシカンキョウトウ）が代表的です。

## 乾姜の作り方

生姜を乾燥させて乾姜を作るのですが、生姜は、農薬などの心配のない国産のものがよいと思います。

まず、生姜をよく洗って、千切りにします。スライサーを使うと簡単です。手を切らないように。

放置して乾かすという方法もありますが、脱水させればよいので、一番簡単なのは、電子レンジで加熱することです。生姜は、90パーセントくらいが水分といわれていますので、電子レンジで加熱すると蒸気がでてきます。高温になりすぎると、燃えてしまうこともあります。500Wで30秒ごとくらいの加熱を様子をみながら繰り返します。量にもよりますが2分くらいです。電子レンジに入れているあいだ、けっして目を離さないように気をつけて作ってください。

できあがったら、冷まします。

生姜ひとかけ分作っても、干からびて、量も少なくなるので、家族にもよく伝えておかないと、ゴミと間違えられてすぐに捨てられてしまいます。ラップに包むだけだと、冷蔵庫のなかで行方不明になったり、自分でも捨ててしまうこともあるので、少しの量でも、びんに入れたり、保存容器に入れておくのが安全でしょう。

たくさん作って、冷凍庫に入れておいてもいいです。

できた乾姜は、紅茶やほうじ茶にひとつまみ入れて飲むのがおすすめです。辛味が苦手な人は、ハチミツなどで甘みをつけるとおいしくいただけます。炭酸にたっぷり入れて辛味の強い本格的なジンジャエールも自家製でできてしまいます。炒め物やカレーのスパイスに使うためにまとめて作っておくのもよいでしょう。

## ⑤体を締めつけない服装を選びましょう

### 体を締めつけると血流が悪くなります

体を温めるためには服装も重要です。

胸もとが大きくあいている服や、ミニスカートなど露出の高い服は体を冷やします。襟もとが詰まった服や、丈の長い服を選んで体の冷えを防ぎましょう。冷えが気になる場合は、夏でも素足は避けたほうがいいでしょう。

ただし、冷えを防ぐために、体を覆う服を着たり、服をたくさん着込んだりするのはいいのですが、体を締めつけるような服装や着方をすると、かえって血流を悪くすることになってしまうので注意が必要です。あまりにも密着感の強い服や、動きづらいほどの厚着は避けるようにしましょう。

また、体にあとがつくようなきつい下着や服もよくありません。とくにウエストや胸は締めつけないようにしてください。

そういった服装がどうしても必要なこともあると思いますが、できるだけ短時間にして、なるべく早く楽な服装に着替えるようにするといいでしょう。

## 女性はハイヒールに注意しましょう

私が患者さんを見ていて気になるのはハイヒールです。

ハイヒールは、ふくらはぎを縮ませ、歩くときに筋肉の動きを妨げるので、血流が悪くなりがちです。つま先が詰まった細身の靴やサイズの合わないきつい靴は、足を締めつけ、血流を悪くします。足の血流が悪くなると、体全体の血流に影響してしまいます。

また、歩くときにカツカツという音がでるような感じのハイヒールは、ひざや腰に響き、悪い影響を与えます。若いときはなんともなくても、やがて外反母趾になったりすることもあります。

どうしてもハイヒールをはかなければいけないこともあると思いますが、そういうときは、ハイヒールは持って行って、直前にはき替えるようにしてはどうでしょうか？

## ハイヒールとは逆。ふくらはぎを伸ばして

足のためには、かかと側を高くするよりも、逆に、つま先側を少し高くしてふくらはぎを伸ばすようにするのがおすすめです。ふくらはぎの筋肉をほどよく伸び縮みさせて動かすことで、血流をよくする効果があります。

つま先側を高くして、ふくらはぎを伸ばす簡単な方法をご紹介します。

本や雑誌を5冊ほど重ねて7〜8センチメートル程度の台をつくり、そこにつま先

をのせ、かかとを床につけてまっすぐ立ちます。こうすることでふくらはぎを伸ばすことができます。辞書など厚い本で代用することもできます。ふらつかないように、テーブルやいすなどをつかんで上下運動しましょう。

ストレッチングボードなどを使って、ふくらはぎを伸縮させるように上下運動をするのも効果的です。

足がむくんでいるような場合は、弾性ストッキングも有効です。弾性ストッキングをはくと、足に適度な圧力が加えられ、むくみをとって血流をよくする効果があります。

ただし、間違ったはき方をすると、締めつけすぎになったりして、逆効果になることがあるので、商品についている着用法や、医師の指示に従って着用するようにしてください。

## ストレスを解消して痛みをやわらげましょう

痛みは、ストレスによって引き起こされたり、悪化したりします。

とくに、慢性的な痛みのある人は、精神的なストレスを感じることで、さらに痛みが悪化してしまいます。イライラしたりすると、交感神経が優位になります。そのため筋肉が緊張し、痛みが増してしまいます。また、血流も悪くなり、それも痛みに悪い影響を与えます。

そのため、痛みをやわらげるにはストレスを解消することも効果的です。

ここでは、ストレスを解消して、痛みをやわらげる方法を4つ紹介していきたいと思います。

### ①しっかり寝て自律神経を整えましょう

## いい睡眠は、体を元気に回復させます

私たちは、昼間、活動しているあいだは交感神経が高い状態が続いていて、夜、寝ているあいだは副交感神経が高まります。寝ているあいだに副交感神経がぐんと高まることで体が癒されてもとの状態に戻り、翌朝また元気にスタートが切れるというサイクルになっています。

ところが、何かのきっかけで眠れない状態が何日も続くと、交感神経の高い状態が続き、体を癒す時間がなくなってしまい、体の調子がもとに戻らなくなってしまいます。そして、交感神経の高い状態がずっと続くと、やがて自律神経失調症へとつながっていきます。

痛みの解消には、しっかり睡眠をとることも大切なポイントになります。睡眠時間を十分にとると副交感神経がしっかり働き、交感神経が過緊張になるのを防ぎ、体がきちんと癒されて、痛みが軽くなっていくのです。

軽い痛みであれば、睡眠をたっぷりとることで軽減されることがあります。「肩が

こったな」と思ったら、睡眠をしっかりとって、体を温めたり、運動したりすれば痛みが軽くなる可能性があるので、やってみてください。ただし、痛みが軽いうちに対処することが大事です。

## いい睡眠にするための8つのヒント

### ❶夜の2時から5時は寝るようにする

深夜2時から5時は、眠りを誘う働きを持つホルモンのメラトニンの分泌が増えるため深い睡眠が得られ、副交感神経がとても高くなります。前述のとおり、副交感神経が高まると体が癒されてもとに戻るので、この時間に寝るようにすると、体の回復効果をしっかり得られます。

### ❷朝起きたときに太陽の光をあびる

太陽の光をあびることによって体内時計がリセットされ、そこから約14〜16時間後にメラトニンがでて眠くなります。リセットをしないと、体内時計がくるってしまうのです。夜に気持ちよく寝つくためには、起床後なるべく早く太陽の光をあびることが大切です。

## ❸家の外で陽射しをあびる

朝起きたときにカーテンを開けて太陽の光をあびるのもいいのですが、家の外にでて日光にあたったほうが強い光をあびることができます。室内の明るさは通常、太陽光の10分の1から20分の1程度です。くもりの日でも家のなかは、外の5分の1から10分の1の明るさしかないといわれています。

そういう意味からも、朝、太陽がでてから散歩にでかけるのはとても効果的です。

## ❹毎日同じ時間に寝る・起きる

起きる時間が日によってバラバラだと、体内時計がくるってしまいます。規則正しい生活をすることで、すんなりと寝つけるようになります。

休日も朝寝坊したりせずに、いつもと同じ時間に起きるようにしましょう。

### ❺適度な運動をする

適度な運動をすることで睡眠の質がよくなります。ただし、運動を1日しただけでは効果がないので、継続的に続けることが大切です。睡眠の質が安定して向上すると、寝つきがよくなり、深い睡眠を得られるようになります。

### ❻昼寝は30分程度に

日中、眠くなることもありますが、だらだらと居眠りするのはよくありません。昼寝をするなら、午後3時ごろまでのあいだに20〜30分寝る程度にしましょう。30分以内なら浅い睡眠のうちに目が覚めることになり、目覚めがよく、作業効率も高まります。

午後3時以降に昼寝をすると、夜に寝つきが悪くなったり、眠りが浅くなったりするので逆効果になってしまいます。

### ❼寝る直前にスマホを見ない

パソコンやスマホの画面から発せられる光が脳に刺激を与えるので、寝つきが悪くなってしまいます。ベッドに入ってから真っ暗ななかでスマホを見ている人もいると思いますが、睡眠の質を下げることになるので気をつけましょう。

室内の照明も夜は少し暗めにして、睡眠に入りやすいように環境を整えましょう。リラックス効果がある暖かい色の電球色にするとよいでしょう。

## ❽寝る前にお酒を飲まない

寝る前にお酒を飲むと睡眠の質が下がります。

アルコールで寝つきはよくなるのですが、後半の眠りが浅くなって夜中に目が覚めやすくなったり、早朝に目が覚めてしまったりします。利尿作用もあるためトイレに起きる回数が増えて睡眠が中断されてしまうこともあります。

また、寝るためにいつもアルコールを飲んでいるとだんだん効果がなくなるため、だんだん飲む量が増え、アルコール依存症になる危険もあるので注意が必要です。

「睡眠薬よりお酒のほうが安全」というのはまちがいです。

## ②痛みに対するネガティブな考えを捨てましょう

### 「破局的思考」が慢性痛を招いてしまいます

痛みがあると誰でも不安になりますが、その痛みを必要以上に悲観的に考えてしまう人がいます。

その痛みのことが片時も頭から離れなくなってしまったり、悪い情報ばかり気にしたり、「この痛みがあるから何もできない」「動いたら痛みがひどくなるから動けない」というようにネガティブな考え方（破局的思考）ばかりしてしまうのです。

そういったネガティブな気持ちが痛みを強く感じさせます。また、つねにそういう考え方をする傾向の人は、治るはずの痛みがなかなか治らなかったり、慢性痛になりやすかったりします。

痛みは、「体が損傷を受けたときに感じる、不快な感覚であり、不快な情動体験である」といわれています。痛みは、知覚の側面と、脳がつくりあげる情動という2つの側面があります。

うれしいこと、心地よいこと、希望のある状態は下行性の疼痛抑制系がよく働いて、痛みを伝える神経にブレーキをかけることがわかっています。

痛みは自分の考え方や気持ちのあり方だけでも、コントロールすることが可能なのです。「こんなに痛いのに、考え方だけで痛みを軽くできるなんて信じられない」と思われるかもしれません。でもほんとうです。今日から、痛みをやわらげるようなプラス思考をこころがけてみませんか？

痛みをむやみにがまんする必要はありませんが、治るはずの痛みが長引くようなときは、一度自分の痛みに冷静に向き合ってみてください。

「一生この痛みが続いたらどうしよう」「痛みがあるから何もできない」「定年になったら旅行しようと思っていたのに痛みのせいで行くことができない」など、痛みのことばかり気にしてネガティブな考え方をしていませんか？

## プラス思考が痛みをやわらげます

ネガティブな考え方の悪循環から抜け出すには、「痛みがあるから仕事がうまくいかない」ではなく、「少しでも痛みがとれたら、あれをしよう」と前向きに考えてみることが大切です。

痛みの改善も前向きにとらえましょう。「痛くて10分しか歩けない」ではなく「10分も歩けるようになった」と喜ぶことができれば、痛みの感じ方も軽減します。

### 痛み軽減プロジェクト、プラス思考編

さぁ、声に出していってみましょう。

「痛いけど、おしゃれして出かけてみようかな」「痛いけど、新しいコーヒーショップができたから、のぞいてみようかな」「痛いけど、今日はおいしい夕食をつくってみようかな」「痛いけど、今日も散歩にでてみようかな」

## ③なるべく腹を立てない生活をしましょう

### イライラすると痛みの悪循環を招きます

腹を立てたり、イライラしたりすると交感神経が高まり、自律神経のバランスがくずれて痛みを感じやすくなってしまいます。

第1章で「負の精神状態は痛みの最大の要因になる」ことをお話しました。痛みに関連した不安やイライラだけではなく、日常生活で感じるネガティブな気持ちは、脳から伝わる痛みのブレーキ（下行性疼痛抑制系）の働きを弱めます。

その結果、イライラした気持ちが痛みの悪循環を招くこともあります。

たとえば、いつも明るいお母さんなのに、痛みでイライラすると子どもたちに「静かにしなさい！」など、ついきつくあたってしまったりします。子どもたちは暗い気持ちになります。そしてお母さんは、家事を満足にできず、子どもたちの元気も奪ってしまった自分にイライラし、それがまた痛みを引き起こしてしまうのです。

## 気分転換をしてイライラを抑えましょう

実際のところ、怒りやイライラをまわりにぶつけて発散したとしても痛みが軽減されることはありません。

痛みでイライラする気持ちを自分でコントロールするのはなかなか難しいことですが、「イライラは痛みを強める」ということを自分に言い聞かせて、できるだけ気持ちを抑えるように心がけてみてください。

イライラを抑えるには、ストレスのもとを取り除くのが効果的です。

まわりの人にあたってしまいそうになったら、「今日は頭が痛くて、やる気がでなくて」と打ち明けてしまうのもひとつの手です。

ストレスがたまりすぎる前に、うまく発散する方法を見つけてみてください。

## ④意識してリラックスしましょう

### ストレスを忘れて楽しい気持ちになりましょう

心から体への影響はとても大きく、痛みも精神的なもので大きく左右されます。同じ痛みでも、心が穏やかであれば痛みも穏やかになり、心が不安定であれば痛みを強く感じてしまうのです。

痛みをやわらげるには、気持ちをリラックスさせることも有効です。痛みを感じるときこそ意識的にリラックスするようにしてみましょう。

「意識的に」といわれても戸惑うかもしれませんが、「日ごろのストレスを忘れて楽しい気持ちになる」ということです。

その方法は人それぞれです。「お風呂に入ってビールを飲む」といったことでもかまいません。「これがあるからがんばれる」という自分なりのちょっとした楽しみを見つけたり、心から「楽しい」と思えるものを見つけたりして、張りつめた気持ちを少し解放するだけでいいのです。

## 「笑う」「おしゃべりする」がおすすめです

私がおすすめしたいのは、話したり笑ったりすることです。話したり笑ったりすることで脳の血流がよくなり、自律神経にもいい影響を与えます。

痛みがあるときはひとりでじっとしていたくなるかもしれませんが、ちょっとがんばって誰かとおしゃべりしてみてください。それだけで不思議と元気がわいてきます。とくに一人暮らしで1日中誰とも話さないことが多いという人は、積極的に誰かに話しかけてみることをおすすめします。

私の患者さんで、タカダさん（仮名）という方がいます。会社を経営し、バリバリ活躍している50歳の女性です。長年の仕事の影響か、眉間に深いしわが刻まれていました。会社でも自分が先頭にたってどんどんやっていくタイプで、会社は成功しているけれど、怖い社長のイメージはかなり強いようでした。

頸椎症で首や肩の痛みの治療を受けに来て、よくなったころに、眉間のしわの相談を受けたので、ボトックスで治療しました。すると表情は穏やかになり、今まではすぐに社員に厳しい言葉をいっていたのに、眉間にしわを寄せられないせいか、怒れなくなったそうです。

「怒った表情をつくれないと、怒りの感情がでてこないんですかね」と、二人で大笑いしました。眉間にしわが寄らないということが、怒りをあらわせなくなったということなのでしょう。

「笑ってみると、楽しくなる」＝「その表情をつくると、その表情にあった感情がわいてくる」ということですね

鏡に向かって、笑顔の練習をしたり、「今日もきれいね」なんて自分に話しかけてみたりするのも効果的です。話したり笑ったり前向きな行動をちょっとしてみるだけで気持ちは大いに変わってくるはずです。

## 漢方で体のバランスを整えましょう

この章の最後に、漢方について説明をしておきたいと思います。

### 西洋医学と東洋医学、それぞれいいところがあります

私のクリニックでは、西洋医学と、漢方などの東洋医学を併用して治療を進めていきます。西洋医学と東洋医学の併用は大きな効果があります。

漢方は、体全体のバランスをみるというのが特徴です。体全体をいい状態にするなかで、痛みなど体の不調を治していこうとするものです。

「漢方は未病を治す」という言葉を聞いたことがあると思います。「未病」とは、病気とはいえないけれど健康ではない状態のことです。体に不調を感じるのに検査をしても異常が見つからないという患者さんであれば、「その患者さんの体のくずれを探して、不快な症状をとっていく」というのが漢方なのです。

## 西洋医学の薬にはない効きめの薬もあります

もうひとつ、漢方には大きな特徴があります。それは、体を冷やす薬と温める薬、両方あるということです。西洋医学の薬はほとんど体を冷やすもので、温める効果のある薬はありません。

漢方では「体が冷えて症状がでているのなら、温めればいい」と考えます。体の冷えが原因で痛みを感じている人は、体を温める成分が入っている漢方薬を使うとよく効きます。痛みの原因を治すのではなく、痛みを増幅している体の要因をとりのぞいていくという考え方です。

風邪をひいたときも、西洋の薬は熱を下げて症状をとりますが、漢方薬は、熱をだして汗をだすことで熱を下げます。

熱がでるというのは、体温を高くして体のなかの菌を殺そうとしているということなので、熱を下げると菌を殺す力が弱まって風邪が長引いてしまうことがあります。

ですから、体を温めて風邪を治そうというのは理にかなっているのです。

また、「梅雨時にいちばん頭痛がひどくなる」「低気圧が接近すると痛みが強くなる」というような患者さんは、五苓散（ゴレイサン）という漢方がよく効きます。これは「水をさばく」といわれる漢方で、余計な水を外にだして、水分の偏りを治していくという効果があります。

もちろん、感染症のように、抗生物質を使わなければいけない状態で、西洋医学の薬が必要な治療もありますが、西洋医学だけでなかなか痛みが解消されないときは、漢方を使ってみるのもおすすめです。保険が適用される漢方製剤も１３０種類以上あります。

# 第3章

# 痛みが軽くなる簡単らくらくストレッチ

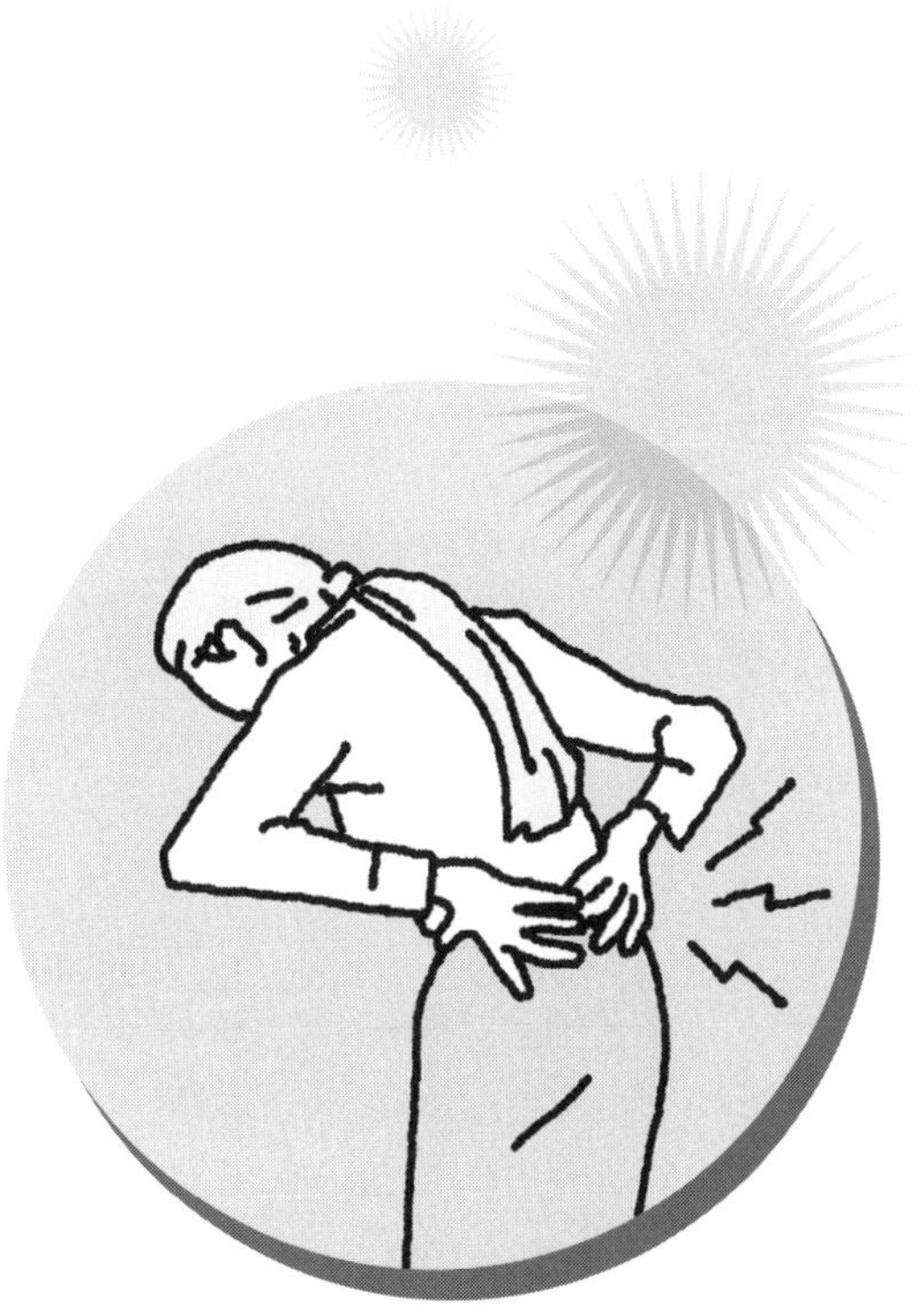

## 簡単な運動でも大きな効果があります

### 運動で〝痛みの悪循環〟を断ち切りましょう

体に痛みがあると「痛いから動けない」と思いがちですが、「痛くても動くこと」が痛みをやわらげるのに大きな効果があるということが、さまざまな研究からわかっています。

第1章で説明したように、痛みは〝痛みの悪循環〟を引き起こします。

それは交感神経による痛みの悪循環（40ページ）についてでした。しかし、筋肉が関係した痛みの悪循環（30ページ）もあります。痛みは筋肉の緊張を引き起こし、その筋肉の緊張が血流の低下を引き起こし、その血流の低下が痛みをもたらす物質を発生させて、また痛みを引き起こすというメカニズムです。

また、痛い部分をカバーしようとして体の緊張をもたらし姿勢が悪くなり、他の部分の筋肉痛などの痛みを引き起こしてしまう場合もあります。

「痛いから動けない」といって体を動かさなくなると、筋肉はあっという間に落ちてしまいます。筋力が低下すると血流が悪くなるため、痛みをもたらす物質が発生するという〝痛みの悪循環〟にはまりこんでしまいます。

体を動かすと血流がよくなり、痛みをもたらす物質の発生を防ぐことができます。〝痛みの悪循環〟を断ち切ることができるというわけです。

また、痛い場所とはかぎらず筋肉を動かすことで、脳からでる「下行性疼痛抑制系」（脳から伝わる痛みのブレーキ）の働きがよくなるため、それによって痛みが軽減するという効果もあります。

## 体だけでなく、精神面にもいい効果があります

これまでお話ししてきたとおり、痛みは精神的なストレスにも大きく左右されます。

ストレスがたまると、交感神経と副交感神経の切り替えがうまくできなくなり、血管が収縮して血流が低下し、痛みを引き起こす物質を発生させます。

運動をすると脳が活性化します。すると、心を安定させるホルモンのセロトニンが分泌され、体もリラックスするのです。

ただし、激しい運動は交感神経を刺激してしまうので、副交感神経を優位にするためには心拍数をあまり上げない軽い運動が適しています。

とくに普段あまり体を動かしていない人は、少し運動をするだけでも脳にいい刺激を与えることができます。

## 気が乗らないときも体を動かしてみましょう

運動ができないほどの痛みがないのに「運動するに気になれない」ということもあると思います。心と体は密接に関係しています。痛みやストレスを抱えているときは心も沈みがちになるので、そう思っても仕方ありません。

でも逆に、心と体が密接に関係しているからこそ、「運動することで気分を上げる」

ことができます。

「笑うと健康になる」と聞いたことはないでしょうか？

笑いの健康効果については世界中でいろいろな研究がおこなわれていて、体にさまざまな効果をもたらすことがわかっています。免疫力を高めたり、脳の働きを活性化したり、自律神経のバランスを整えたりするほか、血流をよくする効果もあることがわかっています。

じつは、本当に笑わなくても、作り笑いでも効果があります。

笑った表情をつくるだけで、脳は笑っていると錯覚し、体にいい影響をもたらします。楽しいことがなくても、笑った表情をつくるだけで、気分をアップさせる効果があるということです。

運動にも、これと同じことがいえます。

「運動する気になれない」と思わないで、「運動をして気分を上げよう」とポジティブに考えるようにしてみてください。

はじめは気が乗らないかもしれませんが、体を動かしているうちに脳に刺激が与えられて、徐々にやる気がわいてくるはずです。

## 普段の姿勢も痛みを左右します

運動だけでなく、普段の姿勢にも気をつけてみてください。

猫背で歩いたりすると腰やひざなどの痛みを引き起こします。頭をつきだすような姿勢でパソコン作業をしたりすると肩や首の痛みやこりを引き起こします。

一般的に、立つときの姿勢は、体を横から見たとき、耳、肩、股関節、ひざ、くるぶしが一直線になるのがいいとされています。座るときは、おしりを背もたれにつけて深く腰かけ、軽くアゴを引いて、背筋をのばし、お腹をひっこめます。イスの高さは、床に足の裏がぴったりつくのが理想とされています。

普段から正しい姿勢を心がけると、筋力がつきます。血流がよくなるため、痛みがやわらぐという効果が期待できるわけです。

## 実際にストレッチをやってみましょう

ここでは痛みの解消に役立つストレッチを紹介していきたいと思います。紹介しているストレッチはどれも簡単なものばかりなので、本当に効果があるのかと疑問に思われるかもしれません。でも、激しい運動や、複雑な動きが必要な高度な運動では脳が緊張してしまいます。脳がリラックスできるように、軽めで、簡単な運動のほうがいいのです。

また、ときどき激しい運動をするよりも、軽い運動を毎日繰り返すほうが脳にいい効果を与えるといわれています。

ストレッチは痛みの解消に大きな効果がありますが、それをすることによってストレスや疲労を感じるようでは逆効果というものです。伸ばしたり、曲げたりといった動作も、回数も、無理をしないで、できるところまでおこなえば十分です。

「これしかできなかった」と思ったりしないで、「少ししかできなかったけど、今日もできた」と前向きに考えるようにすると、心にも体にもいい効果があります。

# 首まわり

**回数** 1日左右5～6回

**目的** 首や背中のこりにかかわる筋肉を伸ばします。デスクワークの多い人におすすめです

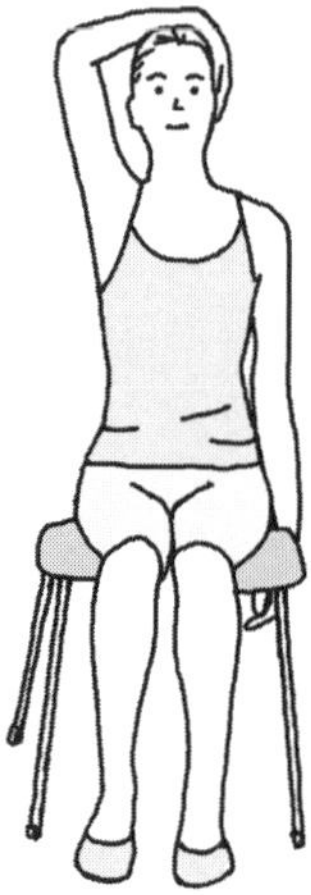

1 椅子に坐ったまま、片手を上から反対の側頭部に置きます。そのとき胸は張ったまま、背筋を伸ばします

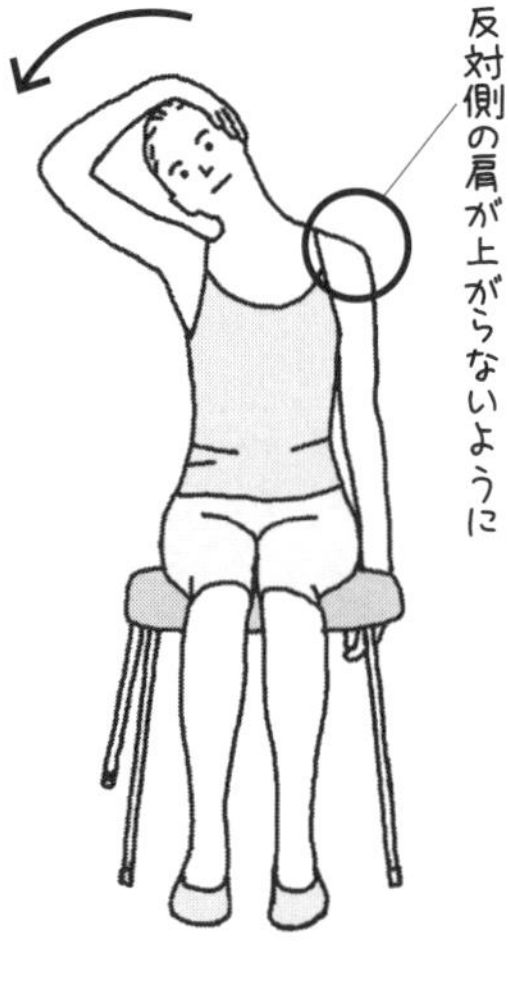


2 軽く引っぱるように、息をゆっくり吐きながら首を真横に少しずつ倒します。上体はまっすぐにしたまま、傾けないように注意しましょう。30秒ほど静止して、もとに戻します。反対側も同様にしてみましょう

# 肩まわり

**回数** 1日左右5～6回

**目的** 肩からぶら下がる腕を支えている筋肉をほぐします

**1** 腕を肩の高さまで上げて伸ばし、片方の手でひじを持ちます

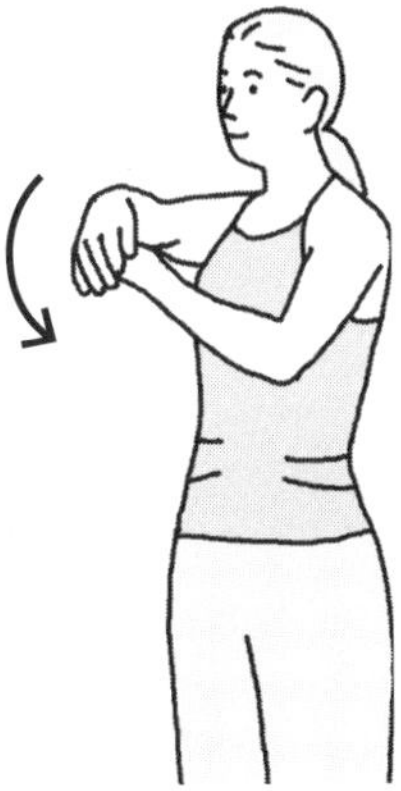

**2** 首と肩を動かさないように注意し、息をゆっくり吐きながらひじを引っぱってそのままキープします。反対側も同様にしてみましょう

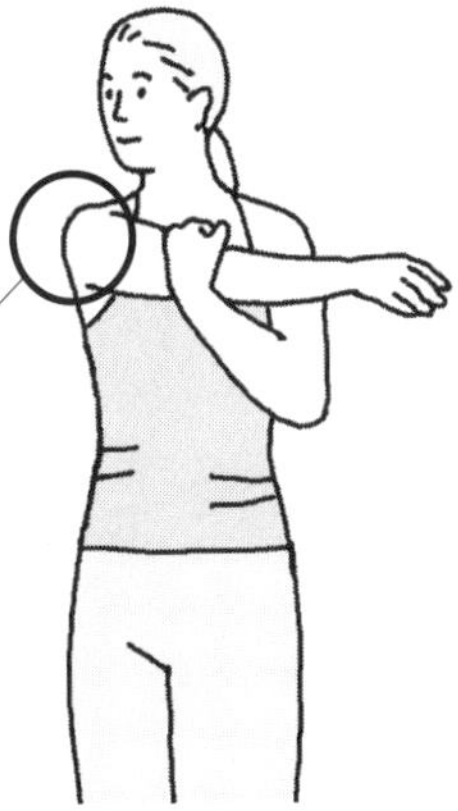

肩の位置を固定してひじを引く

# 肩まわり

**回数** 1日5〜6回

**目的** 肩関節についている胸の筋肉をほぐします

**1** 両腕をまっすぐ後ろに伸ばし、両手を組みます

**2** ひじを伸ばし、息をゆっくり吐きながら、組んだ両手を少しずつ持ち上げます。そのとき胸を張り、上体を倒さないようにしてキープします

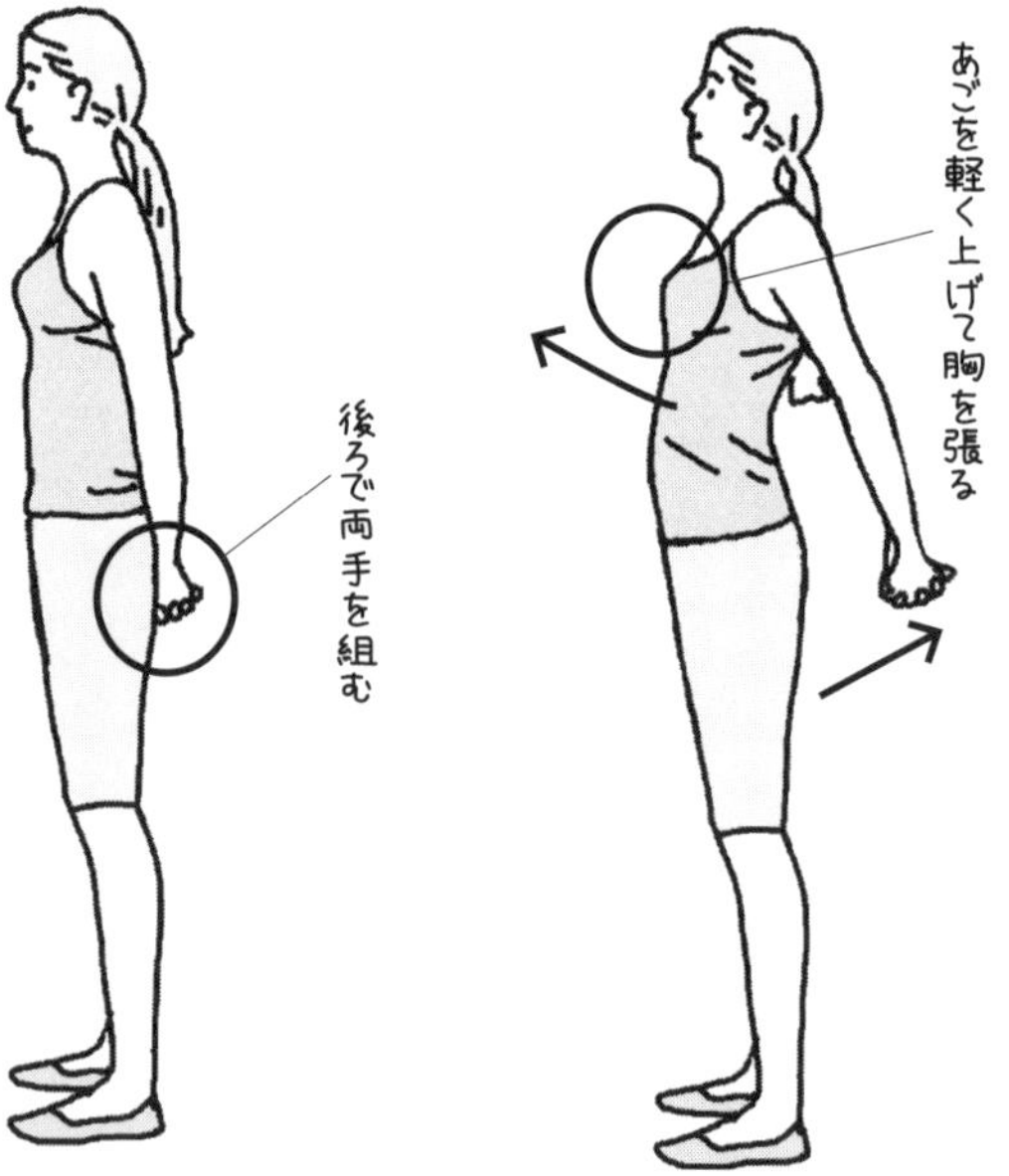
後ろで両手を組む
あごを軽く上げて胸を張る

# 肩まわり

**回数** 1日左右5～6回

**目的** ひじと肩関節をつなげる筋肉をほぐします

**1** ひじを曲げて手を肩へ。ひじを曲げたまま後頭部の横に引き上げます。そのとき反対の手をひじに当てます

**2** 息をゆっくり吐きながら、そのままひじを引っぱってキープします。猫背にならないように気をつけるといっそう伸びやすくなります

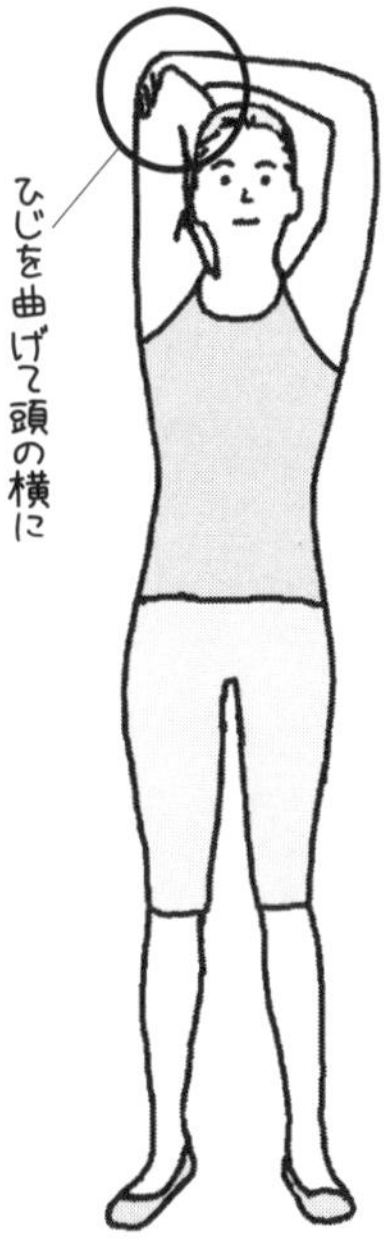

ひじを曲げて頭の横に

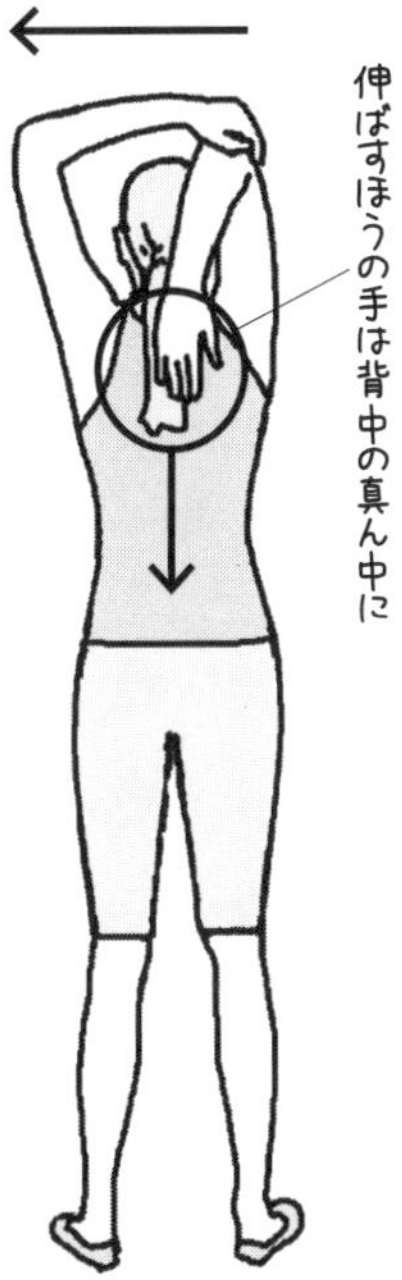

伸ばすほうの手は背中の真ん中に

# 背中

**回数** 1日5〜6回

**目的** 背中にある広い筋肉をほぐします

**1** 両足を肩幅に開いて立ちます。両手を組んで、肩の高さでひじをまっすぐに前に伸ばします

**2** 息をゆっくり吐きながら背中を丸めて、胸の前にボールを抱えるイメージで両肩をできるだけ前に出したままキープします

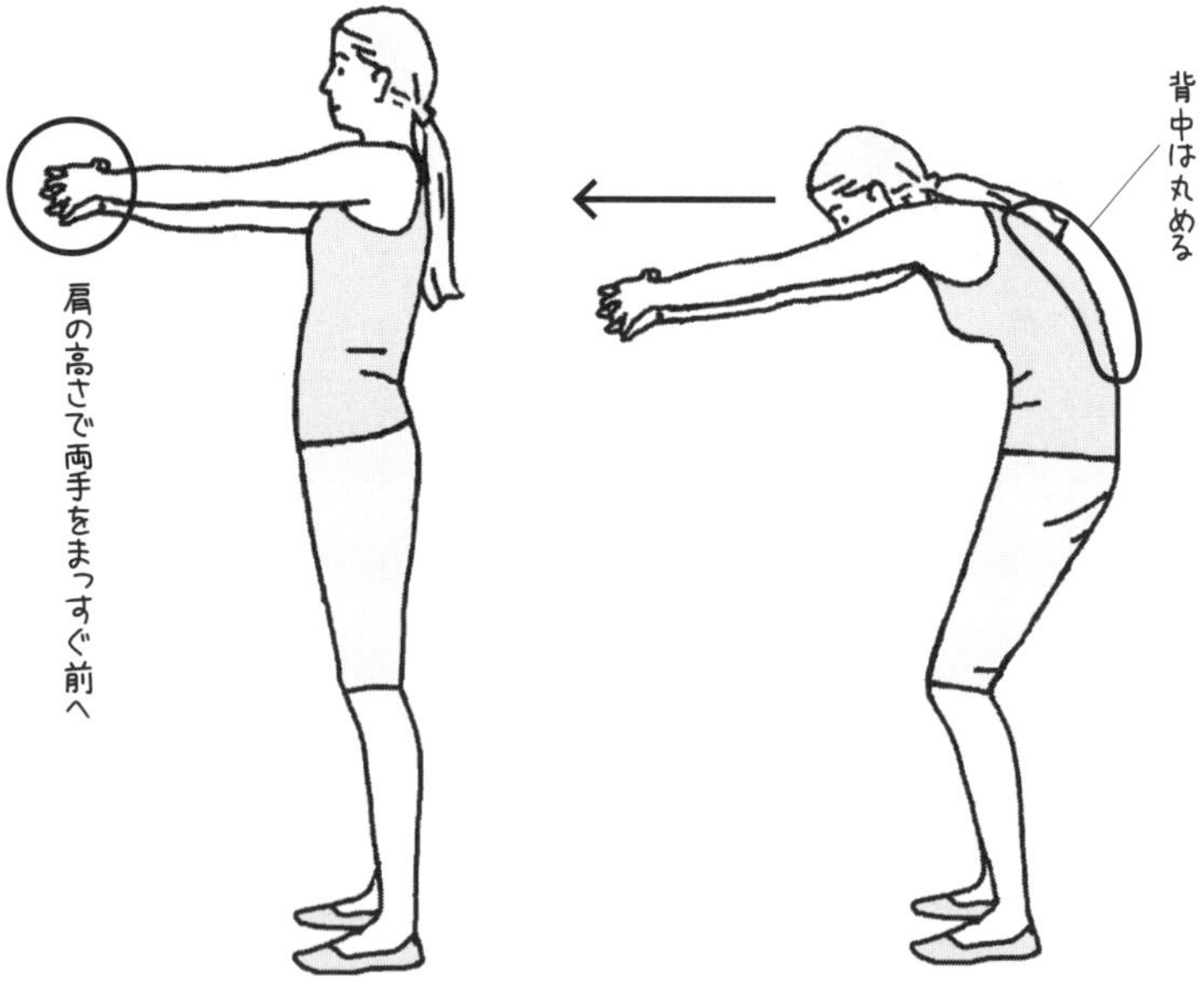
肩の高さで両手をまっすぐ前へ
背中は丸める

# 背中
# ～体側（わき）

**回数** 1日左右5～6回

**目的** 背中にある広い筋肉の側部をほぐします

**1** 両足を肩幅に開いて立ちます。両腕をまっすぐ上げ、クロスさせて手のひらを合わせます。それがつらいときは、両手を組んでもOKです

**2** ひじを伸ばし、指先を突き上げるようにして正面を向いたまま、息をゆっくり吐きながら上体を真横に曲げていきキープします。反対側も同様にしてみましょう

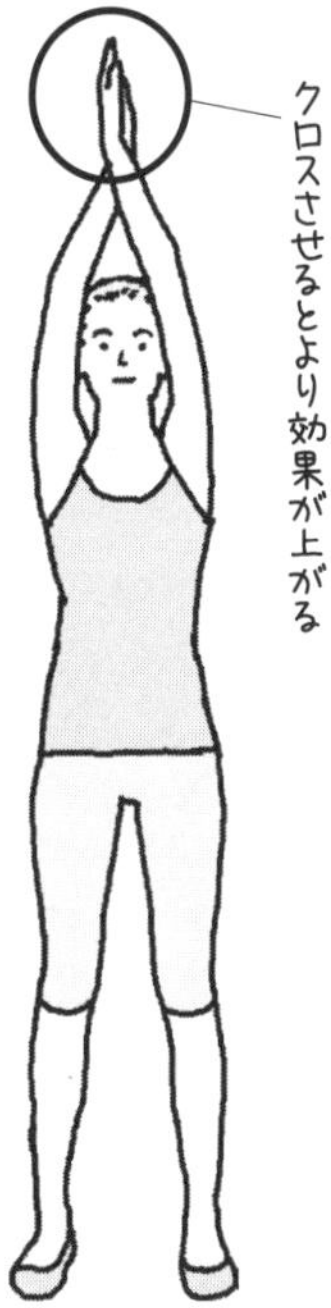
クロスさせるとより効果が上がる

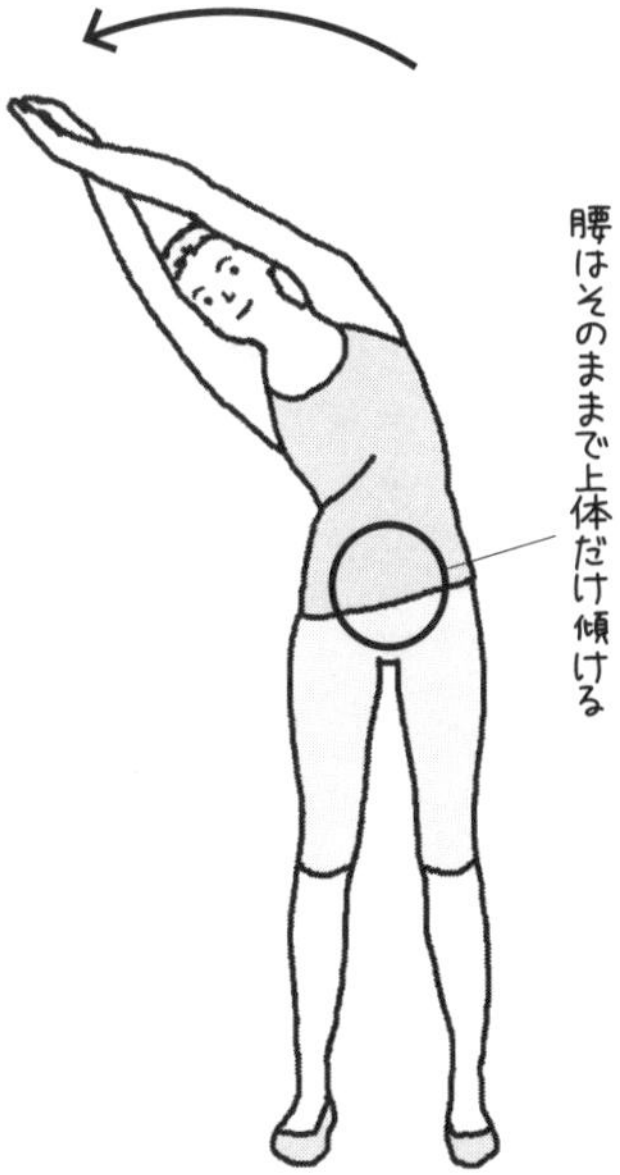
腰はそのままで上体だけ傾ける

# 腰

**回数** 1日左右5〜6回

**目的** 骨盤と太腿をつなげる筋肉をほぐします

## 1

床に仰向けになり、片方の膝を曲げて両手を膝下で組みます。反対の足は軽く立てておくと、腰への負担を減らせます

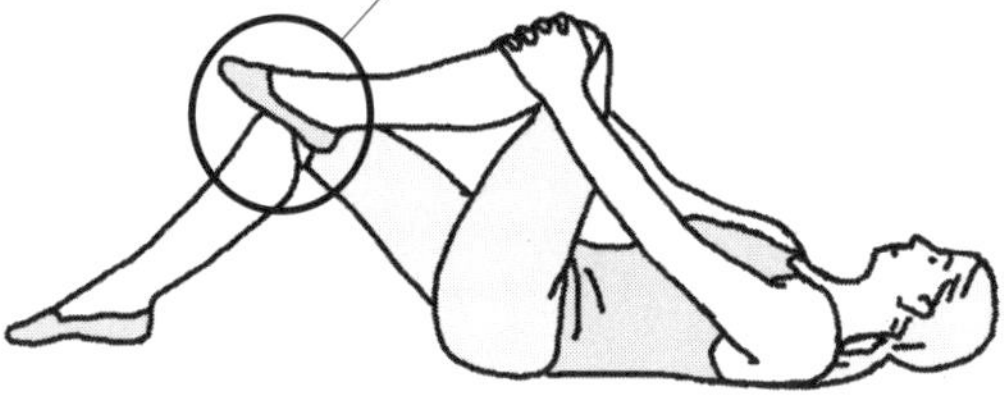
腰が痛いときは
反対の膝を立てる

## 2

息をゆっくり吐きながら、両手で膝を胸に向かって引き寄せます。上体はリラックスさせて、背中が曲がらないようにしてください

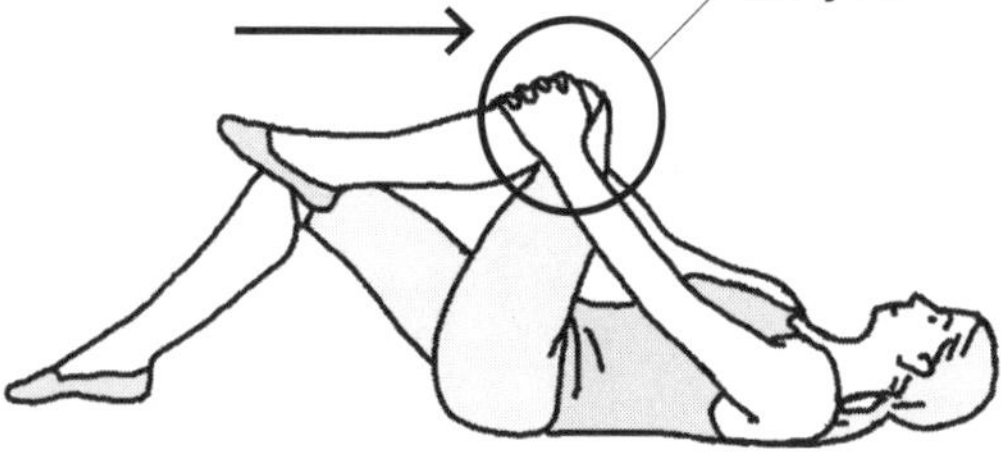
膝を胸につけるように
引き寄せる

# 背中～腰

**回数** 1日5～6回

**目的** 骨盤から首の上まで脊柱全体をつなげる筋肉をほぐします

**1** 両手と両膝を床について四つん這いになります。そのとき両手は肩の真下、膝は股関節の真下にくるようにしてください

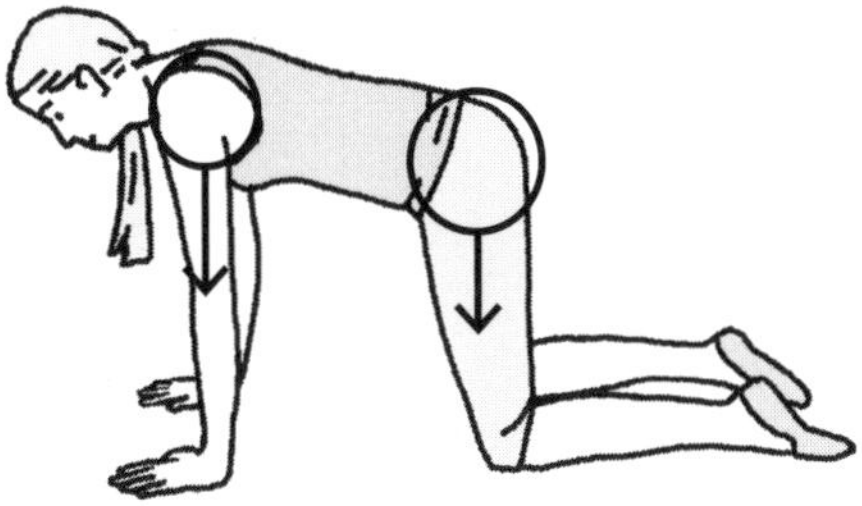
肩の真下に手、
骨盤の真下に膝がくるように

**2** 両手と両膝でしっかり床を押しながら、息をゆっくり吐きながら背中をゆっくり曲げていきます。ボールを抱えるイメージで、お腹をへこませます

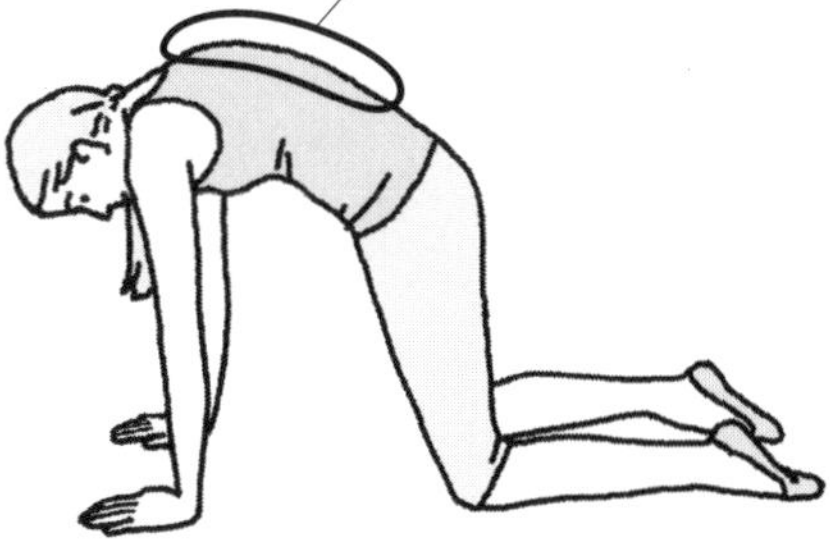
ネコのように背中を曲げる

# ふくらはぎ

**回数** 1日左右5～6回

**目的** ふくらはぎの深部にある筋肉をほぐします
立ち仕事の多い人におすすめです

**1** 片膝を立てて坐り、立てたほうの膝を両手で抱え、かかとをしっかり床につけます

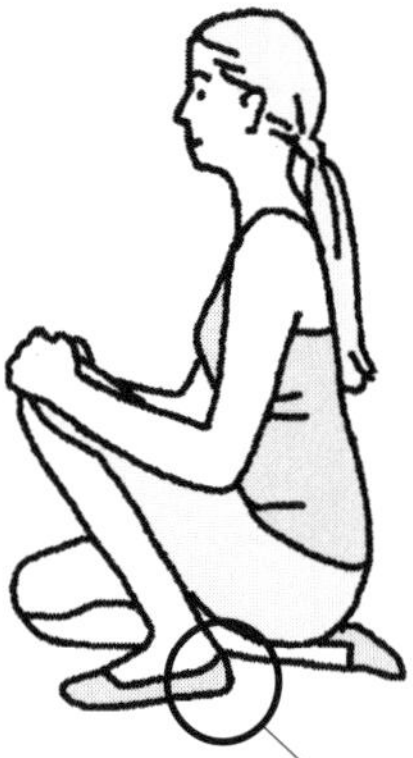


**2** かかとを床から離さないようにして、息をゆっくり吐きながら曲げた膝に胸をつけるようにして体重をかけます

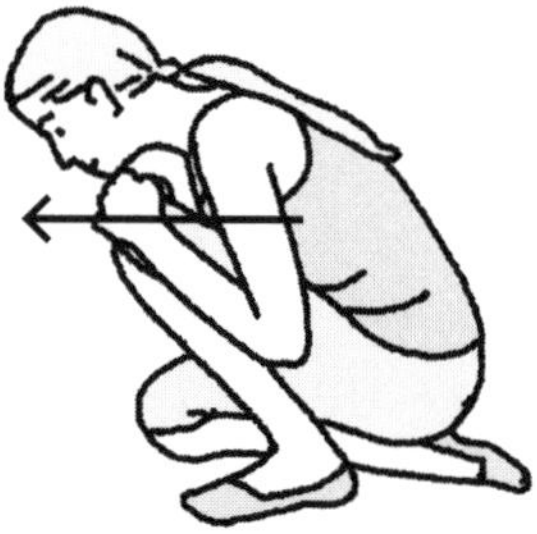

# ふくらはぎ

**回数** 1日左右5〜6回

**目的** ふくらはぎの表層にある筋肉をほぐします
足首に疲れがたまったとき有効です

**1** 片足を伸ばして床に坐ります。フェイスタオルを足先にかけて両端をゆるみがないように持ちます

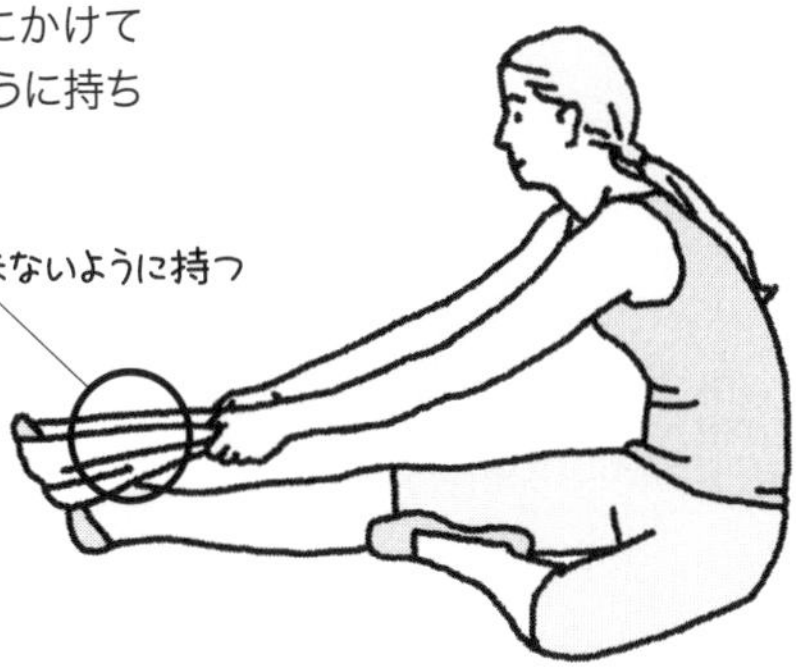
タオルがゆるまないように持つ

**2** 膝を伸ばしたまま、息をゆっくり吐きながらタオルを手前に引っぱります。反対側も同様にしてみましょう

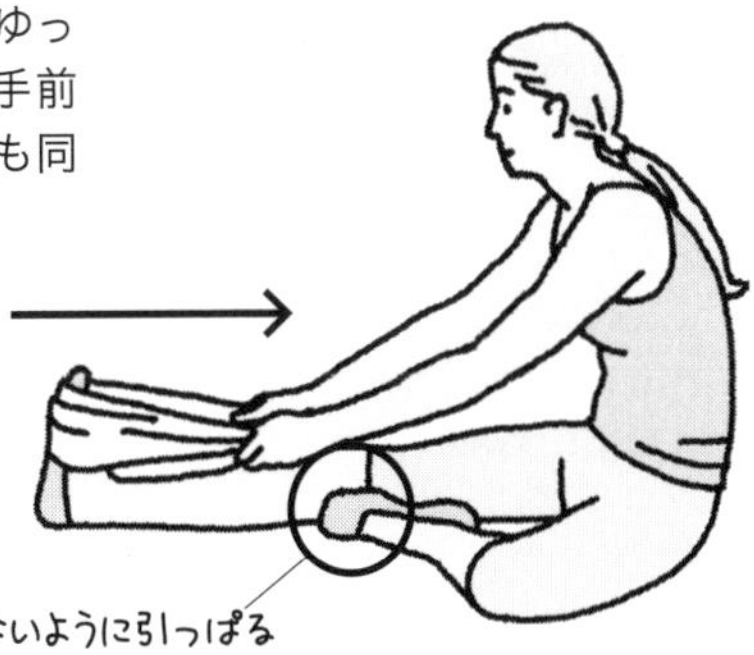
膝を曲げないように引っぱる

# 膝

**回数** 1日左右5～6回

**目的** 太腿の前面にある膝を伸ばす筋肉を伸ばします。膝に疲れがたまったとき有効です

**1** 床に坐り、片方の膝を曲げてふくらはぎを太腿につけるようにします。両手は後ろについて、上体を起こしておきます

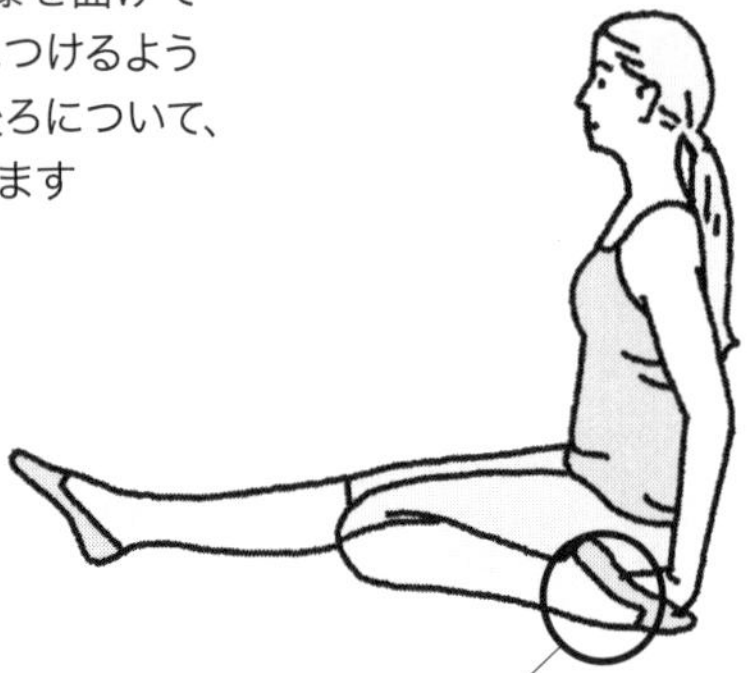


**2** 息をゆっくり吐きながら少しずつ上体を後ろへ倒し、両ひじをついて上体を支えます。曲げたほうの太腿を意識しながらキープしてください

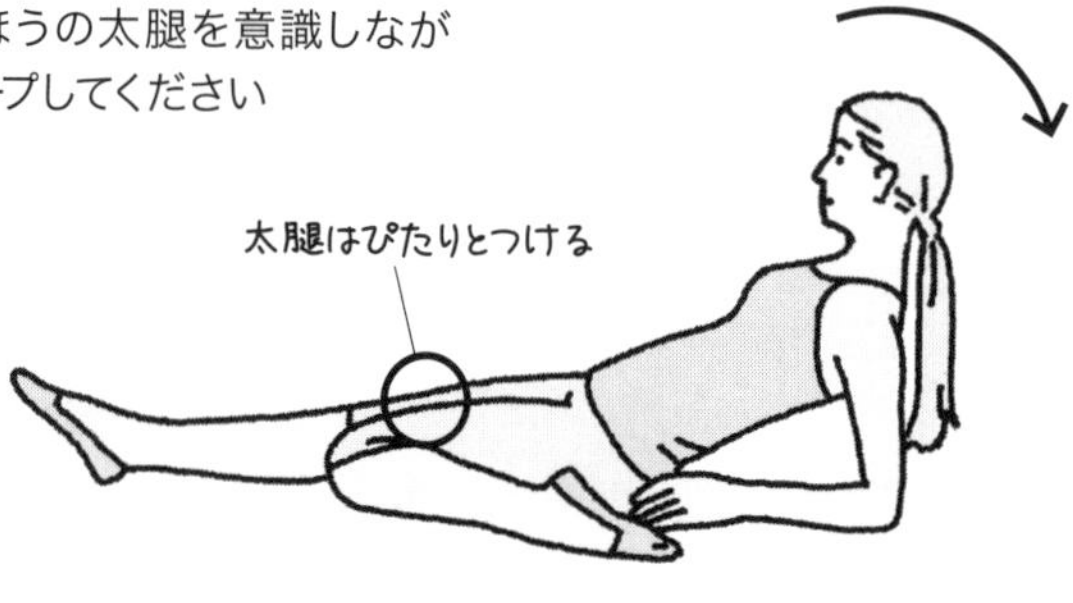

# 第4章

# 痛みをもとから断つ「ペインクリニック」

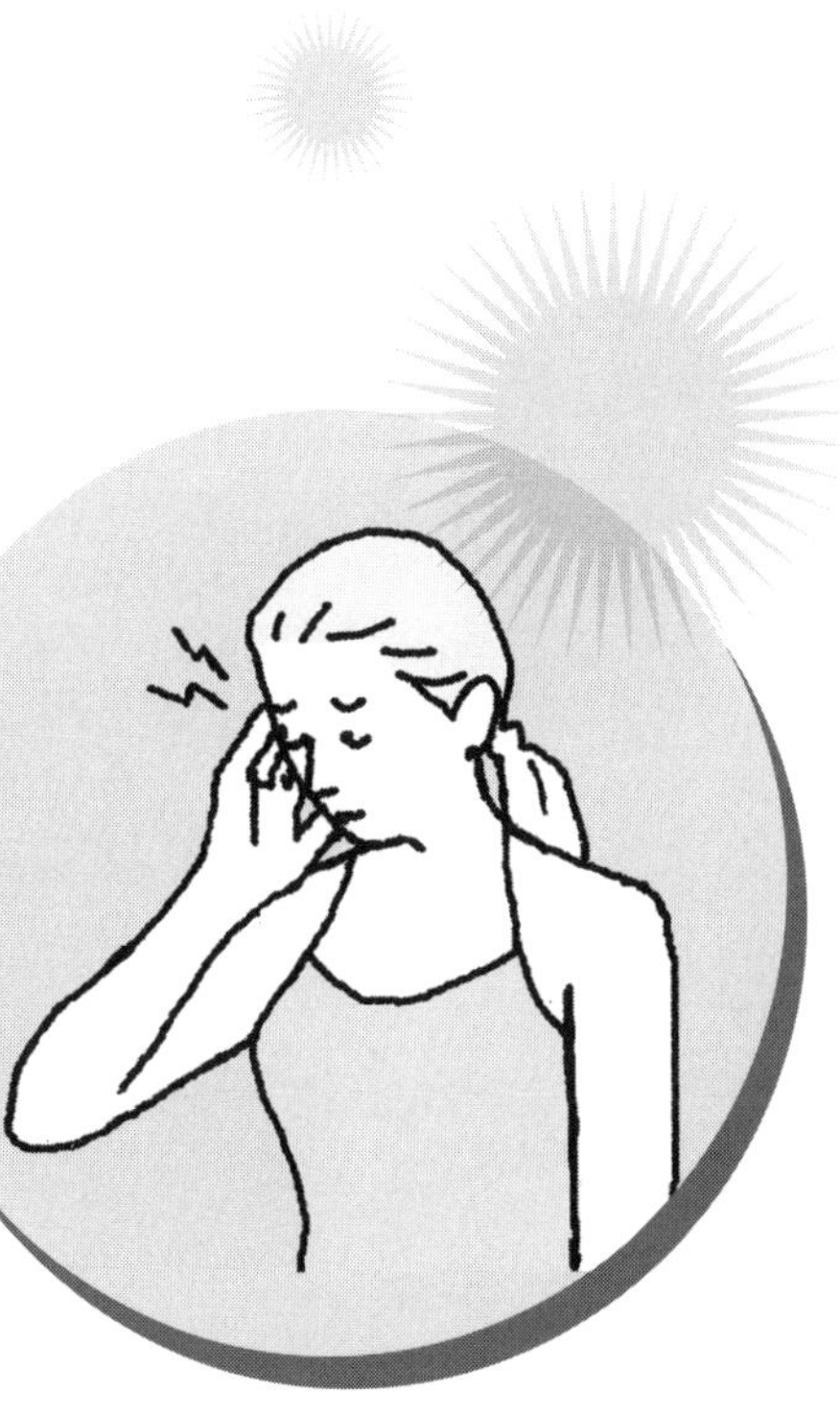

## ペインクリニックは他の病院と違います

### 痛みの専門外来として麻酔科に発足しました

医学が発展するにつれて、以前は外科や内科など大きな分け方だったものが、最近では循環器科、消化器科、呼吸器科、腎臓科、脳神経外科、心臓血管外科、泌尿器科、乳腺科など、臓器ごとにどんどん細分化され、専門ごとに研究が進められています。

そうすることで各専門分野については深い知識や治療法が積み重ねられ、昔ならあきらめるしかなかった病気も早期に発見して適切な治療をおこなうことで治せる可能性も高くなりました。

ただ、そういった現在の医療は「命を助けること」に主眼が置かれていて、治療や手術が終わったあとのことまでは考えられていません。病気の治療が終わったあとに日常生活に差し支えるような痛みが残ったとしても、「命が助かったのだから」と痛みのつらさは二の次にされがちです。

実際のところ、レントゲンや血液検査といった検査で数値や所見に異常がないと、臓器別の医療では治療することができません。また、原因が見つかったとしても、手術や薬で治療できない場合は、医師から「年のせいだからあきらめなさい」「症状と上手に付き合っていきましょう」などといわれてしまいます。

でも、病気ではないといっても体はつらい痛みを感じているのですから、患者さんはどうしたらいいかわからなくなってしまいます。

そういった各科で手に負えなくなった激しい痛みの治療にあたるため、1962年（昭和37年）、東京大学に麻酔科の外来としてペインクリニックが発足しました。

なぜ麻酔科でペインクリニックかというと、麻酔科医は、手術のときに、静脈や気管に管を通したり、神経ブロックをおこなうなど繊細な手技（テクニック）を駆使しますが、そういった経験がペインクリニックの治療に活かされるからです。

大学病院や総合病院では、麻酔科の医師が手術室での麻酔業務をこなしながら、痛み治療の専門家として治療にあたってきました。

ただ、かつては外科医が自ら麻酔をかけて手術をしていたため、麻酔科という診療科自体の歴史が浅く、麻酔科医という存在も一般にはあまり認識されていなかったように思います。

そのため、ペインクリニックの重要性が注目されることも、麻酔科医がペインクリニックの専門家として活躍する場も少なく、「ペインクリニックは麻酔科医の片手間の仕事」と考えられがちでした。

やがて、麻酔科の専門性が徐々に認められるようになり、麻酔科医が増えていくにつれ、そのなかからペインクリニックの専門医が生まれました。

そして、ペインクリニックでの治療がテレビや新聞で取り上げられたりするようになったことで、ペインクリニックの存在は少しずつ一般に知られるようになってきました。

## 痛みをとり、生活の質を上げるのが目標です

ペインクリニックでは、臓器別ではなく、すべての痛みを治療しています。もちろん痛みの原因となる病気があれば、それを治療することが前提ですが、ペインクリニックでは、不必要な痛みをとりのぞいて、生活の質（クォリティ・オブ・ライフ＝ＱＯＬ）の向上と維持を目標にしています。

実際の治療は、外科が主として手術、内科が薬で治療するように、日本のペインクリニックではおもに神経ブロックを用います。

また、心の状態も痛みの大きな要因になるため、精神状態にも配慮していきます。とくに、心の状態がよくないと自律神経に不調が起こり、全身に次々に症状がでてきます。ペインクリニックでは、体そのもののほか、心の状態やライフスタイルも考慮して治療をおこない、全身の健康を取り戻すことを目指します。

そのほかにも、漢方を含めた薬物療法や心理療法、理学療法など、痛みに有効と考えられるものはなんでも治療に用いられます。全身が健康になることが本当の健康で、

生活の質も大きく改善されることになります。

## おもに「神経ブロック」で治療をします

### 神経のそばに薬を注射する治療法です

ペインクリニックの治療でおもに使用される「神経ブロック」は、神経のそばに薬液を注入することで、神経の伝達を一時的に遮断（ブロック）する治療法です。それによって痛みをとったり、血流を改善したりします。

ペインクリニックの神経ブロックで使用される薬液は「局所麻酔薬」です。局所麻酔薬というと、麻薬や全身麻酔に使う麻酔薬のようなものかとまちがわれることがあります。しかし、まったく違うものです。歯科の治療などで使用されるものと同じグループで、注射したあと時間がたてばもとに戻る安全な薬です。

神経ブロックの種類や疾患、年齢、部位などを考慮して、局所麻酔薬の濃度や量を調整しながら使用します。

## 神経ブロックは3つに分けられます

体には大きく分けて3種類の神経があります。「知覚神経」「交感神経」「運動神経」です。これらの神経をブロックして治療をおこないます。

### ●知覚神経ブロック

知覚神経をブロックすることにより、その神経が支配する領域の皮膚の感覚がなくなります。それによって痛みを直接とります。

知覚神経ブロックは、痛みをとって、脊髄に痛みの信号が入ることを一時的にでも完全に遮断できることができます。これが痛みを治療するうえで、大きな役割をはたしています。痛みの信号を遮断することで、痛みの悪循環を断ち切ることができます。

知覚神経ブロックには、よく使われるものに「後頭神経ブロック」「三叉神経ブロック」「肋間神経ブロック」などがあります。

## ●交感神経ブロック

交感神経をブロックすることにより、ブロックした神経が支配する領域の血管が拡張して血流が改善します。交感神経には心臓の拍動を早くしたり、胃や腸の動きを抑えたりといったさまざまな働きがあるのですが、痛みの治療では「交感神経をブロックすると、血管が拡張して血流が改善する」というところがもっとも重要です。

脳の視床下部からでた交感神経は、頸椎から腰椎まで、背骨の両側につくような形で走っています。首の部分に頸部交感神経節、胸の部分に胸部交感神経節、腰の部分に腰部交感神経節という神経節をつくっていて、各部の末梢にいく交感神経が分かれる中継地点になっています。

そのため、これらの交感神経節をブロックすることで、広範囲の交感神経をブロックできるわけです。

交感神経は血管を収縮させるように働いています。したがって交感神経をブロックすると交感神経が一時的に作用しなくなり、その交感神経が支配している部分の血管が広がります。体を温めることでも血管は広がりますが、体が冷えてくると交感神経がすぐに反応して血管は収縮してしまいます。その点、交感神経ブロックは、一定の時間、血流をよくすることができます。ブロック後は、交感神経の支配領域が温かくなるので、血流がよくなっていることが自覚できます。

ブロックする場所によって薬液や方法は異なります。

頸部交感神経節ブロックは、星状神経節ブロックとして外来で頻繁におこなわれていて、局所麻酔薬を注射します

胸部神経節ブロックと腰部神経節ブロックは、局所麻酔薬を注射し、その結果を確認してから、以前はアルコールを注入していました。アルコールブロックは長期的な効果がありますが、合併症の恐れもあるため、最近はあまり使われなくなっています。熱凝固といって神経を焼く方法が主流になっています。

## ●運動神経ブロック

運動神経、つまり骨格筋（自分の意思で動かせる随意筋）をブロックすることにより筋肉をゆるめます。局所麻酔薬で足や手の運動神経がブロックされると、手足の力が抜けて一時的に動かなくなるので、治療のあと筋力が戻るまで安静にしていなければなりません。そういうこともあり、痛みの治療においては、できるだけ運動神経がブロックされないような工夫をします。

運動神経をブロックする治療は、片側顔面けいれんやしつこい肩こりなどに、ボツリヌス毒素を使用しておこないます。3～6ヵ月の効果が得られます。

## 治療は、組み合わせておこないます

知覚神経がブロックされることで痛みが緩和され、交感神経がブロックされることで血流が改善されます。すると、栄養や酸素が十分に行きわたり、そのことによって痛みの悪循環が断ち切られ、痛みがやわらぎます。

薬の作用時間は1時間程度のものを使いますが、鎮痛効果は数日得られることもあります。治療を繰り返すことによって、しだいに痛みが軽減していくのです。痛みがすっかりなくなることもあります。

ペインクリニックでは、患者さんの痛みの種類や特徴をみて痛みの生じているメカニズムを考えながら、それに合った神経ブロックを組み合せて治療していきます。交感神経をブロックできることは痛み治療に大きな効果があり、これはペインクリニックの強みです。

## 3つの代表的な治療法があります

### 痛みの種類や症状によって使い分けます

神経ブロックにはさまざまなものがあり、痛みの種類や症状により使い分けます。ペインクリニックでおこなわれる代表的な治療法は「星状神経節ブロック」「硬膜外ブロック」「トリガーポイント注射」です。

いずれも外来でおこなわれるブロック治療で、入院の必要はありません。ですが、痛みは1回の施術で完治することは少ないので、複数回ブロックを続けたり、薬物療法などをあわせたりして治療を進めていきます。

## ●星状神経節ブロック

ペインクリニックでもっとも多く用いられているのは「星状神経節ブロック」です。とくに頭、顔、頸部、肩、腕など上半身の痛みやしびれに対して用いられます。足の症状のない腰痛にも有効です。

これについては、次の項目で詳しく説明していきます。

## ●硬膜外ブロック

頸部、胸部、腰部、仙骨部と4種類の硬膜外ブロックがあります。頸部からの下の痛み、しびれに対しておこなう神経ブロックです。脊髄が通っている管は硬膜という膜に覆われていて、その外側にある硬膜外腔というスペースに薬液を注入することで痛みをやわらげ、交感神経もブロックされることで、血流を改善するものです。

具体的には、椎間板ヘルニア、ぎっくり腰、腰部脊柱管狭窄症、腰椎圧迫骨折、慢性腰痛症、坐骨神経痛などです。

硬膜外腔は首からおしりまであるので、痛みのある場所に応じてブロックをおこないます。腰痛、下肢痛の患者さんがもっとも多いため、腰部硬膜外ブロックが多く使われています。下半身の痛み全般に有効で、脊髄に近い神経をブロックするため効果が高く、素早い効果を期待できます。

頸部硬膜外ブロックは、頸椎椎間板ヘルニアのように痛みが激しいときにおこないますが、腰部硬膜外ブロックよりリスクも高くなるため、治療法の選択は慎重におこないます。

胸部硬膜外ブロックは、胸部にできた帯状疱疹の発症直後、遅くとも発症から1カ月くらいで激しい痛みのときにおこないます。

## ●トリガーポイント注射

神経ブロックではありませんが、ペインクリニックでよくおこなわれる注射です。

神経ブロックは神経をブロックしますが、トリガーポイント注射は押したときに痛みを感じる部位に少量の局所麻酔薬を注射するものです。

「トリガー」とは「引き金」という意味で、「トリガーポイント」は「発痛点」ともいいます。痛みやこりがもっとも強い部分や、別の部位に痛みを誘発するポイントのことです。痛む筋肉の骨への付着部などに、トリガーポイントが見つかることがあります。

痛みのある場所に直接注射することで、筋肉をほぐし、血流をよくして痛みをとります。

たとえば、長時間同じ姿勢でパソコン作業をしたり、筋トレなどで同じ動きを何度も繰り返したりすると、その部分の筋肉が収縮し、筋肉痛になります。

通常は数日で痛みはなくなりますが、回復する前にまたパソコン作業をしたり、筋トレをしたりして血流が悪くなると、痛みが続くようになります。

トリガーポイントができると筋肉が緊張して動かしづらくなります。また、トリガーポイントのまわりの筋肉を緊張させて新たな痛みを引き起こすことがあるので、早めに対処することが大切です。

効果があるのは、おもに肩、首、頭、腕などの痛みに対してです。肩こりや頭痛のときは肩や首の後ろ、ひざの痛みのあるときは大腿の筋肉が骨に付着する部位に注射を打ちます。ひじの関節周囲が痛い場合は、前腕にトリガーポイントがあることがあります。

トリガーポイント注射は、痛みのはっきりわかるところに注射を打つので痛みを確実にとることができます。また、繰り返し注射をすることで、徐々に痛みをやわらげていく効果があります。

## もっとも多く使われる「星状神経節ブロック」とは

### 首から腰まで、上半身の痛みに使われます

星状神経節ブロックは、頭、顔、頸部、肩、腕など上半身の痛みやしびれに対しておこなう神経ブロックです。ペインクリニックでもっとも多く用いられています。

頸椎の横に張りだした「横突起」の前方に、神経節がいくつか並んでいて、そのなかのひとつが星状神経節です。全身の交感神経の中継地点です。そのため、ここをブロックすることで、とくに頭、顔面、頸部、肩、腕、胸部、背中など上半身の痛みに効果をもたらすわけです。

具体的には、頭痛、顔面痛、頸肩腕症候群、肩関節周囲炎（五十肩）、肩こり、頸椎椎間板ヘルニア、むちうち後遺症などに効果があります。頸椎ヘルニアや頸椎症のように、首や肩、腕といった頸神経が支配する場所に痛みが出ているときに星状神経節ブロックをすると、痛みがとれてとても楽になります。

## 直接痛みを止め、血流をよくします

星状神経節ブロックには大きく分けて2つの効果があります。1つめは、神経の興奮を抑えて直接痛みを止めること。2つめは、血流（末梢の血流、脳の血流、臓器の血流）を改善することです。

たとえば、ストレスによる頭痛や肩こりが長いあいだ続いている場合、交感神経が興奮した状態が続いてしまいます。血流が悪くなり、それがまた痛みを引き起こします。

星状神経節ブロックをおこなうと、とくに上半身の痛みの信号が脊髄に入

### 星状神経節

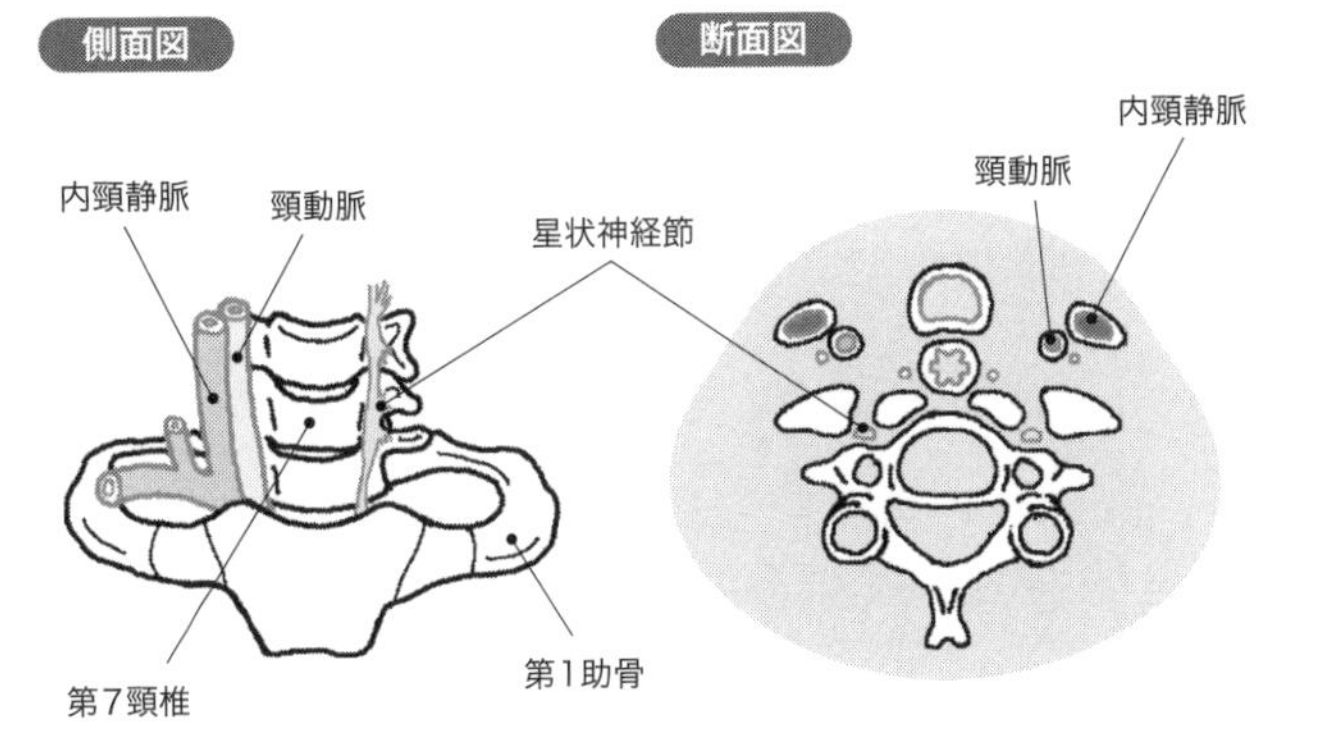

ることをブロックすることができるので、痛みの悪循環の始まりとなる部分を断つことができます。さらに、上半身全体の血流がよくなることで痛みを起こしている物質が流しだされ、痛みの悪循環が改善されていきます。

繰り返し治療をすることで、最初は数日だった効果が、1週間、2週間とだんだん鎮痛効果が長くなっていきます。

## 星状神経節ブロックで花粉症もアトピーも治ります

### 自律神経や免疫の異常を改善できるためです

花粉症などのアレルギー性鼻炎、ぜんそくやアトピー性皮膚炎などのアレルギー疾患は、自律神経の異常や免疫システムの異常で起こる病気です。星状神経節ブロックは、自律神経や免疫の異常を改善するため、これらの疾患にも効果があります。

ただ、これらの疾患は、痛みに対する治療より時間がかかります。1回や2回の治療では効果がでないため、30回を目標に治療をおこなっていきます。

## 花粉症は、3つの働きで改善します

アレルギー性鼻炎は、外から入った物質を排除しようとする体の防御反応です。くしゃみや鼻水によって異物を外に出そうとしたり、鼻の粘膜を腫らすことでそれ以上異物が入ってこないようにしたりしているのです。

花粉症も、目や鼻から花粉が入ってきたとき、細胞がそれを異物と感知し、排除するために抗体をつくります。

そのあと、再び花粉が侵入してくると、この抗体と花粉が結合してヒスタミンなどのアレルギー誘発物質が放出され、鼻水やくしゃみがでるというアレルギー反応を引き起こすのです。

星状神経節ブロックには、アレルギー性鼻炎の症状に対して、なぜ効果があるのかは、はっきりわかっていません。おそらく「鼻の粘膜への作用」「自律神経に対する作用」「免疫系に対する作用」の3つの働きで症状を軽減させているものと考えられます。

「鼻の粘膜に対する作用」は、血流を増やすことで粘膜を修復したり、粘膜の腫れを改善していると考えられます。

「自律神経に対する作用」は、自律神経の働きを高めバランスをよくし、アレルギー反応を起こりにくくします。

「免疫系に対する作用」は、リンパ球のT細胞やNK細胞の活性を高めることで、免疫機能を高めていると考えられています。

## アトピー性皮膚炎のかゆみも抑えます

ぜんそくやアトピー性皮膚炎などのアレルギー疾患も、自律神経の異常や免疫の異常が原因で起こる病気のため星状神経節ブロックが有効です。

星状神経節ブロックは、アトピー性皮膚炎のかゆみも抑えることができます。皮膚を掻かなくなることで、「皮膚症状の悪化でかゆくなる→皮膚を掻く→掻いた刺激でさらに皮膚症状が悪化する」という悪循環を断つことができます。

この、かゆみを抑える作用と自律神経のバランスを改善させる作用によって、自律神経失調症を合併している慢性の湿疹や、全身に広がってしまう自家感作性皮膚炎も治療することができます。

しかし、即効性は期待できないので、粘り強く治療する必要があります。

## 星状神経節ブロックは他の病気にも有効です

星状神経節ブロックは、その他にもさまざまな病気や症状に効果を発揮します。

手のひらや足の裏に膿がたまった皮疹（膿疱）が無数にできる「掌蹠膿疱症《しょうしょのうほうしょう》」、「月経困難症」「過敏性腸症候群」に効果があります。また「睡眠の質の悪化」も改善します。

急性の「顔面神経麻痺」「突発性難聴」にも有効です。

顔面神経麻痺は、細い顔面神経管のなかを通る顔面神経がウイルスの感染などで腫れ、顔面神経管がぎゅっと締めつけられ、血流障害になることで起こります。星状神経節ブロックは、細い血管まで開くので傷んだ神経に血流を増やし、栄養や酸素を送り腫れを改善し、神経の働きを回復させていきます。

顔面神経麻痺や突発性難聴は、早めに治療しないと神経の働きがもとに戻らなくなるので、一刻も早く治療を始めることが大切です。

## 星状神経節ブロックの施術を紹介します

### 注射自体は10秒ほどで終わってしまいます

私のクリニックで、どのように星状神経節ブロックを実施しているかをご紹介します。

①ベッドに仰向けに寝て、血液中の酸素飽和度を測るモニターを指につけます。

②施術者が首を広く消毒します（㋐）。

③頭を引き、あごを天井につきだすようにして、全身をリラックスします。
④施術者が頸椎の横突起（頸椎から横に出ている骨）を指で確認して強く押さえます（㋑）。
強く押さえ、針を刺して横突起に当て（㋒）、局所麻酔薬を少量ずつ注入します（㋓）。
⑤針を抜いたあと、施術者の指示に従って、穿刺《せんし》部を押さえて止血します（㋔）。看護師が、気分は悪くないか止血の位置がずれていないかを確認します。注射後の様子の変化がないか細かく観察します。
⑥約10分間押さえたら、施術者が止血できているかを確認します。止血できるまで押さえます。
⑦注射が終わってから、25～30分安静にして休みます。最後に施術者が、止血が完全

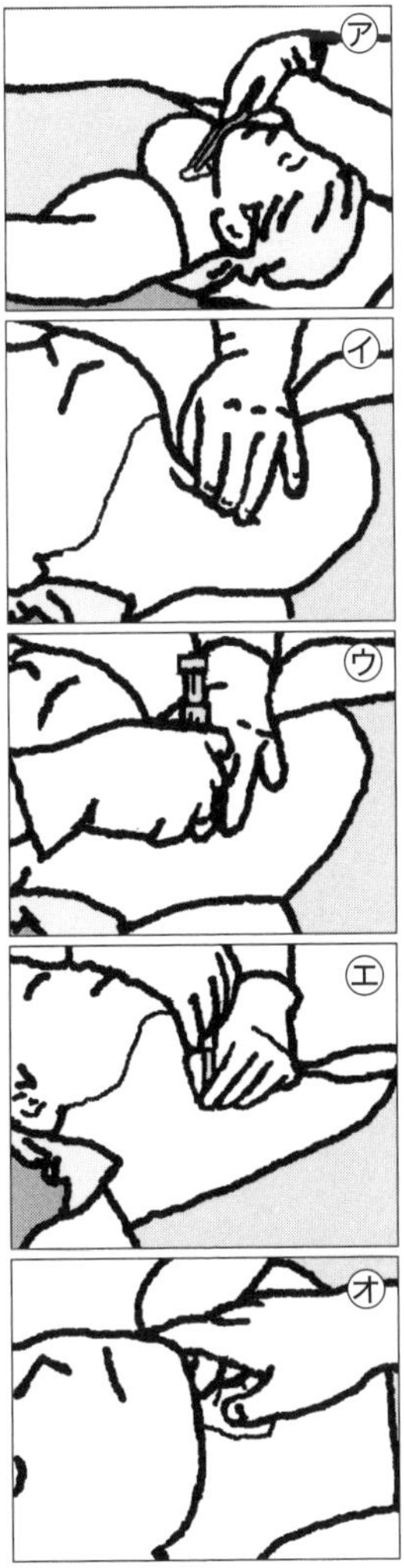

にできているか、不快感はないかを確認して終了します。

## チクッとするだけで、さほど痛さはありません

星状神経節ブロックの痛さも気になると思いますが、私は患者さんに「注射だから多少は痛いですが、がまんできる痛みです」と説明しています。私自身も星状神経節ブロックを何度も受けていますが、実際の経験からいってもそれほど痛くありません。

星状神経節ブロックをおこなうときは、施術者が2本の指で首のあたりの筋肉をかき分けてごりごりと押しながら骨を確認し、その場所を固定するために強く押します。そのため、慣れないうちは恐怖感や不安感があるかもしれません。

注射するときの針は、ツベルクリン針とほぼ同じ程度の太さです。細いので、刺すときにわずかにチクッとする程度です。

局所麻酔薬を注入するときに、肩甲骨の裏側にビリッとした響きがありますが、これは薬がいい位置に流れているということなので、「好ましい痛み」といえます。局

所麻酔薬は刺激のない薬なので、インフルエンザの予防注射よりも痛くありません。

耐えられないほどの痛みではなく、10秒程度で終わってしまうので、十分がまんできる痛みなのではないでしょうか。「薬液が入るときにビリッとよく響いたときのほうがよく効く」という患者さんもいるほどで、慣れてくるとそれが「心地よい痛み」に感じられるようになります。

●星状神経節ブロックをするときに押さえる位置

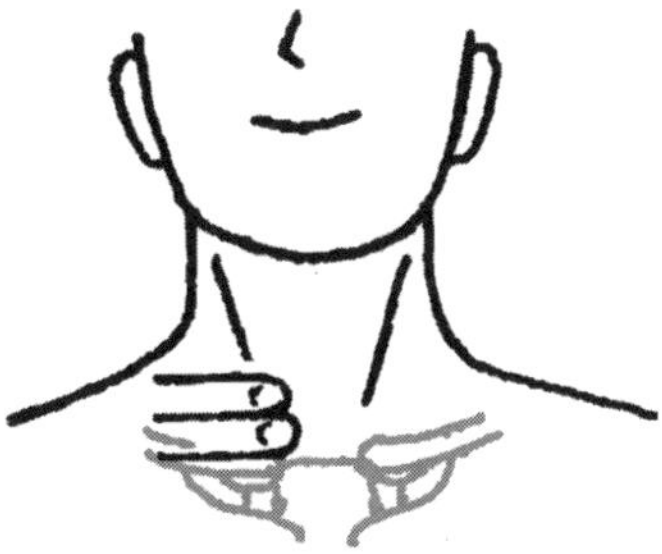

## ブロックをおこなうと体に反応があります

### ブロックした側だけに反応が起こります

星状神経節ブロックは左右にありますが、施術をおこなうのはどちらか片方だけです。

星状神経節ブロックをおこなうと、ブロックをおこなった側だけ交感神経が遮断され、血管が拡張されます。その結果、血流が増えるので、顔や手が温かくなります。結膜や鼻の粘膜が充血するので、ブロックした側だけ、目が赤くなったり、鼻が詰まったりします。まぶたも少し下がります。

顔の半分だけ腫れぼったくなるので、うっとうしく感じるかもしれませんが、こういった反応は星状神経節ブロックがよく効いているということなので、〝いい反応〟といえます。

これらの反応は一時的なもので、1時間程度でなくなります。

## よけいな反応がでることもあります

首にはいろいろな神経が通っているので、そのときの注射薬の薬液の流れ方、広がり方によって、次のような反応がみられることがあります。

薬液が声帯につながる神経に流れてしまうと、一時的に声がかすれたり、咳がでたりすることがあります。また、まわりの筋肉に薬液が入ってしまったときは、一時的につばを飲み込みにくくなったり、のどにものが詰まったような感じがしたりすることがあります。薬液が皮膚の浅いところに流れてしまうと、ブロックした側の首から耳の後ろの皮膚が数時間しびれてしまうことがあります。腕につながる神経の束に薬が作用してしまうと、腕の力が抜けてしまったりします。

これらの反応は、ブロック時の針の位置や薬液の流れ方によって偶然起こるものです。

これらは、個人差があって、その人の神経の位置によって、左は大丈夫だけど右のときは声がかすれることが多いなどというようなこともあります。

どれも1時間ほどで完全にもとに戻ります。薬が腕に効いてしまったときは、腕神経叢ブロックといって、麻酔がかかったような状態になってしまいます。手のしびれや、筋力が完全にもとに戻るのに、2〜3時間くらいかかることもあります。しかしこれはまれなことです。

私の今までの経験からみると、一番出やすい反応である声のかすれは1000回に

1回ほど、飲み込みにくい感じや手が少し握りにくい感じがすることは2000回に1回程度です。皮膚の感覚が一時的になくなることはまれで、私のクリニックでは5年間に1回ほど、腕の力が3時間抜けてしまったというケースは20年間に1回だけありました。

私自身も星状神経節ブロックを150回以上受けていますが、腕が動かなくなったことが1回だけありました。3時間待てばもとに戻ることを知っているので、「しかたないな」と思って本を読みながら3時間待ちました。

## 反応が残っても、心配はありません

星状神経節ブロックを受けたあと、起き上がったときに頭がボーッとしたり、立ち上がって歩きはじめたときにふらついたりすることがあります。

これは、ブロックした側の交感神経が働いていないためにバランスが悪くなっているためです。

体はすぐに順応して、普通の状態に戻ります。

通常の場合、そのあとはいつもどおりに過ごせます。ただ、血腫の合併症の恐れがあるので、患者さんには、治療後3時間くらいは激しい運動をしないようにお願いしています。

多くの場合、治療後すぐに体が軽くなるように感じられます。なかには200人に1人程度の割合で、治療後、体が重く感じられて眠くなり、帰宅してすぐに寝てしまうという患者さんもいますが、翌日は楽になっています。体の調子がよくなっていくと、そういっただるさはなくなっていきますが、なくならない場合は薬液の量を減らして調整していきます。

## 星状神経節ブロックの安全性について

### 神経節ブロックは安全な治療法です

星状神経節ブロックは、手技的にはシンプルで、注射に要する時間はせいぜい10～

15秒程度です。簡単に見えるかもしれませんが、安全に、かつ毎回同じように確実な効果を得られるようにするには、慎重におこなわなければなりません。施術者としては、高度な技術が必要な、いつまでたっても難しい、奥の深いブロックといえます。頸部の血管に近い場所に局所麻酔薬を注入するわけですから、いつでも慎重におこなわなければなりません。

内服薬でも塗り薬でも副作用がでることがあるように、どんな治療であっても医療行為というのは多かれ少なかれ、体の侵襲（傷つけること）を伴うものなのです。神経ブロックは体に針を刺して薬を注射するのですから、やはり侵襲があるといえます。とはいえ、神経ブロックによる危険な合併症は、偶然がいくつか重なったときに起こるもので、確率としては非常に低いものです。ですが、安心して治療を受けていただくために、星状神経節ブロックの合併症についても説明したいと思います。

## ●感染

治療の際に、細菌感染やウイルス感染を防ぐことは医療の基本原則です。注意が必要なのは、免疫力が落ちている場合です。

糖尿病のある患者さんや、ステロイドや抗がん剤や免疫抑制剤を投与されていて免疫力が落ちている患者さんなどは、細菌感染やウイルス感染に注意しなくてはなりません。

また、アトピー性皮膚炎は皮膚バリア機構が完全ではないため、感染の危険性もあります。

## ●局所麻酔薬のアレルギー・中毒

初めて、あるいは1、2回しか局所麻酔薬を使用したことがない場合は、局所麻酔薬のアレルギーが起こる可能性がゼロではありません。

また、局所麻酔薬が血管のなかに少しでも入って、薬の血中濃度が急速に上がったりすると、局所麻酔薬中毒になり、興奮やけいれんがおきることもあります。

ただ、局所麻酔薬のアレルギーや中毒などは、たとえ起こったとしても、星状神経節ブロックをおこなったあとの安静時間中です。

看護師が少しの変化も見のがさないように、ブロックを受けた人の変化を観察しています。そのため、その場ですぐに処置をすることができます。適切な処置をすれば、後遺症などの問題はありません。

そういうごくまれなリスクにも安全な処置ができるように、ペインクリニックの治療は緊急時の対応にすばやく的確な対応ができる麻酔科医が適しているのです。

## ●血腫

注射をしたあとは圧迫をして止血をしますが、神経ブロックでは圧迫止血が十分にできない場所に注射をすることがあります。そのため、きわめてまれなことですが、注射後にしっかり止血できなかったことが原因で、じわじわと少しずつ出血して血腫ができてしまうことがあります。

出血が続くと首が腫れてきます。さらに血腫が大きくなると声帯が腫れ、しだいに呼吸しにくくなります。この合併症は、治療3〜4時間後に起こることが多いので、治療を終えて帰宅してから起こる可能性があるところがやっかいです。

起こる頻度は20万件に1回ほどで、きわめてまれなのですが、絶対に起こらないようにしなければなりません。

薬をのんでいる場合は注意が必要です。血管のなかで血が固まらないようにする薬をのんでいたり、血液をさらさらにする薬やサプリメントをのんでいたりする場合は、神経ブロックは、血種という合併症のリスクが高くなるのでおこないません。

また、ステロイドや抗がん剤をのんでいる場合は、血管がもろくなっていないかを確認します。「ぶつけてもいないのに、知らないうちに青あざができていた」「採血されたとき、血がなかなか止まらなかった」などがあると、要注意です。

どんな治療も同じですが、リスクと治療効果を比べて、最小限のリスクで最大限の効果を得られる治療法を選択することが大切です。

私たちペインクリニックを専門とする医師も、自分たちがおこなう医療行為のリスクや使用する薬の副作用、それを避けるためにどんなことに注意すべきか、合併症が起きた場合、どのような対処法があるのかを詳しく知ったうえで医療をおこなっています。

## 治療でのみ薬を使うこともあります

### 抗うつ薬を処方されても驚かないでください

ペインクリニックでの治療はおもに神経ブロックですが、のみ薬による治療もおこないます。

肩関節周囲炎（五十肩）、椎間板ヘルニア、頸椎症の痛みのような場合は、消炎鎮痛薬を短期間処方することがあります。また、消炎鎮痛薬の効かない神経因性の痛みには、鎮痛薬として抗うつ薬や抗不安薬（精神安定剤）などを使います。また、オピオイド（麻薬）系の薬も使います。

抗うつ薬と聞くと意外に思われるかもしれません。

前述のとおり、痛みというのは精神的なものも影響するものではあるのですが、抗うつ薬を使うのはうつ状態を治すためではありません。

ペインクリニックでは、神経が傷ついて慢性の痛みに移行してしまった神経障害性疼痛を治療するとき、最初に選ぶ治療薬として、何十年も前から、抗うつ薬が使われてきました。

この数年、神経障害性疼痛に対する薬物療法は、大きく発展し、痛みの基礎研究も進み、つい最近、SNRIという種類の薬が、慢性腰痛症に保険適応として使えるようになりました。

今までは抗うつ薬という分類だけで使用されていたSNRIが「慢性腰痛症」に有効というお墨付きをもらえたため、「鎮痛補助薬」ではなく「鎮痛薬」という地位を確立することになりました。

抗うつ薬や抗不安薬は鎮痛薬という適応ではなかったので、「どうして抗うつ薬の処方を?」と思われてしまうこともありました。

私は、患者さんに「一般的には抗うつ薬として知られていますが、慢性痛の治療として使います」と詳しく説明するようにしてました。それでも薬局では抗うつ薬に「気持ちを明るくする薬です」といった説明が書かれているので、それを見た患者さんに「私はうつではないので、この薬はのみませんでした」といわれてしまうことがありました。

しかし、ＳＮＲＩが「鎮痛薬」としての地位を得たため、「これは鎮痛薬です」といって処方できるし、副作用も少なく効果も高いため、薬を処方するときの説明が短くできるようになりました。

このような薬を使うときは、医師とのコミュニケーションや信頼関係が大切なので、よく説明を聞いて、納得してから治療を受けることが大切です。

# 第5章

# こんな症状があったら ペインクリニックを受診しましょう

## ペインクリニックの患者さんの実例を紹介します

痛みは、原因も症状もさまざまなケースがあります。ペインクリニックの患者さんに多い症例をいくつかご紹介します。

自分の痛みと似ているケースがあったら、ペインクリニックを受診してみてください。今までつらかった痛みを解消できる方法が見つかるかもしれません。

症例1

### 頸椎椎間板症による首と背中と腕の痛み

20年以上前からのむちうち。首と背中と腕の痛みが増し、不眠に

中村文雄さん（仮名）男性　58歳

中村さんは、13歳のときに交通事故にあい、30歳のころには転倒して左肩を強打し

たことがあり、ずっと左肩と首の痛みを抱えていたといいます。7年前、50歳のころからは不眠もあったそうです。

首を動かすと痛みがあり、上を向くのがつらかったそうです。キーボードを打つときなど、腕を曲げて作業をすると腕がしびれるので、会社では立ったままパソコン作業をしているとのことでした。

整形外科では頸椎の椎間板症という診断を受けました。周囲からペインクリニックの受診をすすめられながらも、1年ほど迷っていてなかなか足が向かなかったそうですが、1カ月ほど前から痛みで夜中に目が覚めるようになり、ようやく受診を決心したといいます。

## ●星状神経節ブロック1回で、痛みが5分の1に

星状神経節ブロックの治療を開始すると、1回目から痛みは軽減し、本人の実感では「5分の1程度の痛み」になりました。4回目で、上を向くことができるようになりました。

ただ、週に2回治療をおこなっていたのですが、治療の3日めには痛みが戻るとい

う状況でした。それが眠れないほどの痛みということだったので、鎮痛薬も併用しました。

すると徐々に「立ってキーボードを打てば痛くない」「腕を上げなければ痛くない」という状態になっていきました。首は楽に動かせるようになり、首を動かしても痛みがでなくなっていったのです。それとともに眠れるようになって、鎮痛薬は服用しているものの、がまんできる程度の痛みになりました。

1年間治療を続けると、鎮痛薬は必要なくなり、耳鳴りも膝の痛みも消えました。その後も月に2～3回の治療を続けていて、痛みのない状態を維持しています。

## ●治療の継続で、痛みのない状態を維持できます

椎間板が痛みの原因と考えられるものを「椎間板症」といいます。また、首に痛みがあって、レントゲンで椎間板の高さが少し狭い以外に大きな異常がないというときに「椎間板症」と診断することもあります。

「頸椎椎間板症」とは、外傷や老化など何かのきっかけで椎間板が傷つくことによって起こります。椎間板には神経はないので、椎間板そのものが痛くなることはありま

せん。椎間板が傷つくと、そこを修復しようとして血管が入ってきたり、神経が入ってきたりすることで痛むようになるのです。

本来、椎間板は弾力があって、骨と骨のあいだのクッションのようになっています。それが固くなり、つぶれたように薄くなると、骨の動きが悪くなって神経を刺激することもあります。肩こりも、筋肉疲労が原因であれば短期間で治りますが、痛みが長引くときは首の骨や椎間板など他に原因を疑ってみたほうがいいかもしれません。

ペインクリニックで、星状神経節ブロックで治療する場合、痛みがでてから1カ月以内であれば、早いうちから痛みが楽になり、5～10回くらいの治療で症状が改善されていきます。

ただ、痛みがでてから時間がたっている場合はもっと治療の回数が必要になるので、早めに治療を始めることをおすすめします。

頸椎椎間板症による首の痛みや頭痛、肩こりといった症状は、とくにパソコン作業をしているときなどにでやすくなるので、作業に夢中になって何時間も同じ姿勢のまま、ということがないようにしてください。

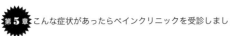

1時間ごとくらいに、ストレッチをしたり、姿勢を変えたりするといいと思います。また、ストレスが引き金となって症状を悪化させたりすることがあるので、心身ともにストレスをなくすことが大切です。

症例2

## 突発性難聴による耳の違和感

耳の治療中に、片頭痛の症状が改善していることに気づき…

鈴木良子さん（仮名）54歳　女性

鈴木さんは、2年前、52歳のときに突発性難聴でペインクリニックを初めて受診されました。

当初は、耳鼻科に入院してステロイドの点滴による治療を受け、聴力は改善傾向にあったそうです。ところが、耳鼻科で治療を受けて1カ月たっても耳がつまった感じ、音が聞こえづらい感じと耳鳴りが残っているため、ペインクリニックを受診することにしたとのことでした。

## ●星状神経節ブロックが片頭痛にも効果を発揮

星状神経節ブロックで治療を開始しました。３回目くらいから改善が感じられるようになり、しだいに耳のつまった感じや耳鳴りがなくなっていきました。16回治療をおこなったあと、耳鼻科で受けた検査では聴力は正常となりました。

ここで治療終了にしようかと思っていたところで、鈴木さんに「星状神経節ブロックは片頭痛にも効きますか？」と聞かれました。「星状神経節ブロックを始めてから、頭痛のために鎮痛薬をのむ回数が劇的に減りました。以前は週に3～4回のんでいたのですが、今は週1回のむ程度になったんです」というのです。

じつは鈴木さんは、中学生のころから片頭痛があり、いつも鎮痛薬を持ち歩かなければいけないほど頻繁に頭痛が起こるということでした。

減ったとはいえ、週1回も頭痛があるのは問題です。そこで、その後も星状神経節ブロックを月に2回ほど続けることにしました。すると、頭痛は月に1回程度に減っていき、やがて、「薬をのまなくても、そのうち消えるくらいの頭痛になりました」というくらい、軽い頭痛になりました。、鈴木さんは「片頭痛も治療できるんですね」

と驚いていました。最近は風邪もひかなくなっています。これも星状神経節ブロックのありがたい副産物（副効用）です。「一度風邪をひくと、耳のつまり感がでてきて、長引くので、風邪をひくのがとても不安だった」そうです。風邪をひかなくなったのは体のためにはもちろん、耳のためにもとてもよかったようです。

## ●星状神経節ブロックは他の症状も改善します

ある症状の治療をしているうちに、他の部分も改善されていることに気づくというのも星状神経節ブロックの特徴です。鈴木さんも、耳の不調を治療しているうちに、片頭痛が軽くなっていることに気づいたというケースです。

片頭痛は、頸椎や椎間板などが原因の痛みとは少し違うタイプの痛みです。自分が片頭痛だと思っていなかったり、「片頭痛は治らない」と諦めていたりする人もいます。片頭痛を治療しないで市販の鎮痛薬で頭痛を抑えようとすると、薬物乱用頭痛（薬物の使用過多による頭痛）に変わっていってしまう恐れがあるので注意が必要です。

たとえば、片頭痛は女性に多いのですが、月経が始まる前や排卵の時期など女性ホルモンのエストロゲンがぐっと下がるときに、片頭痛がでやすくなります。そのため片頭痛を生理痛だと思ってしまい、「生理痛だから仕方ない」と、病院で治療を受けることもなく、市販の鎮痛薬をのんだりして痛みを抑えようとしてしまいます。

片頭痛が月に1回〜2回で、市販の鎮痛薬をのんで治る程度であれば問題ないのです。本来、片頭痛は日常生活ができなくなるくらいの痛みですが、じつは、片頭痛には市販の鎮痛薬は効かないことが多いのです。それなのに、「仕事を休めない」「動けなくなったら困る」と考えて、ちょっと痛くなったらすぐ市販薬をのむというのを繰り返してしまうと、薬物乱用頭痛に変わっていってしまいます。

薬物乱用頭痛というのは、つい回数多く頭痛薬を飲むことによって引き起こされる頭痛のことです。「薬をのんでも頭痛がおさまらない」「薬がきれたころにまたすぐに頭痛がでてくる」など、頭痛薬をのんでいるのに毎日頭が痛いという状態になってしまいます。

典型的な片頭痛というのは、せいぜい月に2回〜3回という頻度のもので、多くても週に1回程度です。それよりも頻度が高い場合は気をつけてください。

月の半分以上頭痛があって、そのたびに1日に何回も頭痛薬をのんでいるという場合は、薬物乱用頭痛が疑われます。薬の使用過多が原因となってでてくる頭痛ということで、緊張型頭痛、片頭痛とはまったく別の頭痛ということになります。

使用過多となる薬は、手に入りやすい市販薬の頭痛薬や消炎鎮痛薬によるものが多く、片頭痛薬のトリプタン系による薬物乱用頭痛も、最近みられるようになっています。

頭痛薬をのんでも、ほんの短時間しか効かなくなってきて、薬がきれたころにまた頭痛がおこり、薬を繰り返しのまないといられないような状態になってしまったら、病院で診察を受けてみることをおすすめします。

症例3では、薬物乱用頭痛の方の実例もご紹介します。

症例
3

## 鎮痛薬による薬物乱用頭痛

市販の鎮痛薬を連日使いつづけたことにより、頭痛が悪化

山本裕子さん（仮名）　54歳　女性

山本さんは、1週間前から強い頭痛があるということで受診されました。「市販の鎮痛薬は短期間だけどよく効くので使っていたのですが、この1週間、1回2錠を1日3回毎日服用しないとおさまらなくなっています」ということでした。さらに「市販薬で一旦よくなったけれど、2日前からまた強い頭痛があって、吐き気もあるので受診しました」とのことでした。

山本さんは、20代から頭痛があり、市販薬を使ってきたといいます。病院での診察も受けていて、内科を受診したのち、首も痛いので整形外科を受診し、さらに頭痛外来にも通っていたそうです。

頭痛外来では片頭痛の診断を受けて片頭痛薬を処方されていたそうですが、その薬は、本人いわく「効果はあるような、ないような、という感じ」だったといいます。

山本さんの頭痛は、市販の鎮痛薬を連日使っていることによる頭痛の悪化と考えられたので、まず、その市販薬の使用を中止してもらうように説明しました。

初回の診察のときは頭痛がひどかったので、まず片頭痛薬の注射を打って頭痛を抑えました。片頭痛が続いているときには吐き気があって、実際に吐いてしまったりします。ということは、胃の動きが悪くなっているということなので、薬をのんでも吸収されない可能性があります。そういうとき、病院では、片頭痛薬の注射を使って頭痛を抑えるのです。内服薬より即効性もあり、効果は確実です。

片頭痛は、肩こりや首の痛みも同時に起こることが多いので、そういう痛みがある場合は首や肩に局所注射を打つこともあります。頭痛薬を注射すると、たいていの場合、頭痛は30分ほどでおさまるので、頭痛がおさまったら帰宅してもらうことになります。

片頭痛の発作のときや片頭痛が起こりそうな感じのときは、星状神経節ブロックの治療は避けたほうがよいでしょう。片頭痛は血管が開いてズキンズキンしている状態なので、星状神経節ブロックをするとさらに血管が開いて、症状を悪化させてしまうことがあるからです。頭痛がおさまってから、星状神経節ブロックで治療を進めていきます。

山本さんには、頭痛の予防薬と、頭痛外来で処方されていた片頭痛薬とは別のトリプタン系の頭痛薬を処方しました。予防薬は効果があったようで、2回目の診察では「予防薬が効いて、前回の治療のあと頭痛はでていません」とのことでした。

その後、星状神経節ブロックを週に1回、3週間続けました。「ときどき頭痛があってても頭痛薬をのめばよくなります」、さらに「ときどき頭痛がでるけど、頭痛薬を使わなくても自然に消えるようになりました」とのことで、薬をのむ回数も減っていきました。

そして、治療を始めてから約4カ月後、星状神経節ブロック治療を15回おこなったところで、頭痛はすっかり改善されました。

そのあとはずっと調子がいいということだったので、1カ月に1回の治療になりました。

症状がよくなったので、その後、2カ月ほど治療の間隔をあけました。すると、そのあいだに「肩こりがひどくなって、頭痛も増えました」とのことでした。そのため、現在も月に1~2回ほど星状神経節ブロック治療を続けています。いい状態が続いていて、いつも笑顔が見られるようになりました。

このように、治療間隔をあけながらも治療を続ける場合と、一旦治療は終了とする場合があります。片頭痛はいろいろな刺激に過敏に反応して片頭痛を起こす「体質」のようなものなので、もう治療の必要がない「治癒」という状態にはなりません。しかし、いざというときに使える片頭痛薬をもっていれば、大丈夫という状態にまでもっていくことはできます。

「少しでも片頭痛の回数が増えたら、また来てくださいね」といって治療を終了した患者さんがいました。その後3年間も片頭痛がでなかったといってましたが、久しぶりに治療に見えたことがありました。症状が軽いうちに、受診されるので、最初のときのように何カ月も星状神経節ブロックを繰り返す必要もなく、数回治療しただけでまた頭痛のない状態になっていきます。「治癒」とはいえなくても、長期間症状がでない「寛解」の状態をつくりだすことはできるのです。

片頭痛というのは、仕事や家事ができなくて寝込んでしまったり、歩くときや階段を下りるときの振動で頭痛が強くなったりと、日常生活に影響を与えます。そのため、すぐに痛みを抑えようとして、市販の鎮痛剤をのむことも多いと思います。

「市販薬は効きめが弱めだから、そんなに慎重にならなくても大丈夫」と思われがちですが、気軽にのむのは危険です。市販の鎮痛薬はカフェインも入っていることが多いので、すっきり効くような感じがします。ただし、そのぶん依存にもなりやすいのです。

また、「軽い頭痛で、1回薬をのめばおさまる」という程度ならいいのですが、本来の片頭痛というのは2〜3日続きます。男性の片頭痛はわりと短時間でおさまりますが、女性の、とくに月経に関係した頭痛というのは2〜3日続きます。そういうときに市販の鎮痛薬をたくさんのんだりすると、薬物乱用頭痛に移行していく恐れがあるので注意が必要です。

片頭痛に効くトリプタン系の頭痛薬ののみ薬は5種類あります。それぞれ特徴があるので、効果や副作用をみながら一番あう薬を使いましょう。ある薬が効かなくても、別の片頭痛薬が効くことがあります。

また、片頭痛の発作のときは、吐き気がでたり、胃の働きが悪くなっていることが多く、のみ薬は吐いてしまったり、吸収されにくくて効かなかったりすることもあります。

そんなときのために、点鼻薬や自分で注射できるキットの形になった注射薬などのタイプもあります。

片頭痛のときは、まずは頭痛外来を受診して、片頭痛専用の薬を処方してもらってください。

それでよくならないときは、ペインクリニックの治療を考えてみてください。

症例4

## 肩こりと急性の頭痛

大きなストレスによって、小さな痛みが大きな痛みに

小林由紀さん（仮名）49歳　女性

以前から軽い肩こりはあったという小林さん。ご主人が病気になるなど家庭内に心配事が重なったことから大きなストレスを感じるようになり、2カ月ほど前から心療内科を受診しているそうです。抗不安薬（安定剤）を処方されているということでした。

さらに、2週間ほど前に、今まで感じたことのない肩こりと頭痛が急に起きたといいます。「首を動かすと、首の右側に強い痛みがある」ということでペインクリニックを受診されました。話を聞いてみると、不眠もあるということでした。

## ●痛みが軽減したほか不眠が解消、体も温かく

小林さんの場合、星状神経節ブロックをおこなうと、すぐに痛みは軽くなり、4〜5日は楽な状態が続きました。その後も週1回の治療を続けていくと、痛みが軽くなっただけでなく、よく眠れるようになったとのことでした。家庭では強いストレスを感じると、子どもにイライラした態度をとってしまうことがあったということですが、だんだん落ち着いた気持ちでいられるようになったといいます。小林さんは「小学生の娘に『お母さん、このごろ変わったね。やさしくなった。怒らなくなったね』といわれました。実際、イライラすることがなくなりました」と笑顔を見せてくれました。

また、「今まではお風呂からあがるとすぐに靴下をはいていたのに、星状神経節ブロックを始めてからは手足が温かくなり、靴下をはかなくなりました」ということで、血流の改善も本人に実感があるほどの効果をあげられたようです。

治療開始から4カ月ほどで、朝の体温が35度台だったのが36・5度、夕方は37度近くまで上がるようになりました。10回治療したころ、アレルギー性鼻炎がでなくなっ

ていることにも気づきました。

その後も、月に2回の治療を続けています。肩こりはたまに感じる程度になりました。

体温が1度上がると、免疫力が何倍にもなるといいます。36・5度以上の体温は、体の働きがもっともよくなるといわれています。

## ●星状神経節ブロックは、気持ちを前向きにさせる効果もあります

小林さんは、ストレスによって交感神経が高まり、自律神経失調症になっていろいろな体の不調がでていました。星状神経節ブロックを続けていると、体の痛みがやわらぐだけでなく、精神的なストレスにも強くなります。

ストレスがたまる人というのは、いろいろなことをマイナスに考えがちです。私たちはみんな、家庭や人生でいろいろなことを体験します。ストレスがたまるようなこと、自分にとってよくないことが起きたときに、みんな一度は落ち込みます。それを「仕方ないな」「次は頑張ろう」「まあ、そういうこともあるよね」と考えられる人は、そのストレスを乗り越えられます。ところが、「ああ、どうしよう」「こんなことにな

ってしまって取り返しがつかない」と深刻に悩んでしまうと、不眠になったりして、自律神経失調症になっていくのです。

うつ病など精神的な病気の場合は別ですが、もともとは健康で、職場の人間関係や家族のトラブルなどによる気持ちの不調は、星状神経節ブロックをすると改善されます。その仕組みは詳細には解明されていないのですが、星状神経節ブロックによって脳の血流がよくなることで、精神面にかかわる機能がよくなるせいではないかと考えられます。

小林さんも、星状神経節ブロックを続けるうちに、「今日はあまり状態がよくないけれど、様子をみて明日また考えよう」というような考え方をするように変わっていきました。ほかにも、上司にちょっと怒られただけですごく落ち込んでずっと悩んでしまうタイプだったのに、星状神経節ブロックを続けるうちに「『社長、それは違います』と反論できるようになりました」という患者さんもいます。

症例5

## ストレートネックによる首と肩の痛み

### 湿布や鎮痛薬では一時的にしか抑えられない強い痛みが消えた

木村綾子さん（仮名）31歳　女性

5ヵ月ほど前から首に痛みを感じていたという木村さんは、整形外科でストレートネックを指摘されていました。首の痛みは湿布や塗り薬で楽になるものの、その効果は一時的なので、市販の鎮痛薬をのんでいたといいます。

湿布や鎮痛薬で痛みはおさまっても、痛みそのものが改善されるわけではなく、痛みが何度も繰り返されます。「薬が切れたころに痛くなり、また薬を使ってという繰り返しなので、どうにかしたい」ということでペインクリニックを受診することにしたそうです。

話を聞いてみると、ストレスで肩こりや頭痛があり、月経前にも肩こりが強くなるということでした。

### ●戻りやすい痛みは、治療を続けることで改善

星状神経節ブロックの治療を始めると、さっそく「楽になったので続けたいです」という言葉を聞くことができました。2回の治療で、市販の鎮痛薬をのまなくてすむようになりました。7回の治療で、肩こりがなくなりました。

そこで治療を終了したのですが、3カ月後にまた肩こりが起きてしまいました。ストレートネックなので、パソコンの使いすぎや同じ姿勢で長時間座るなど仕事の影響で、肩こりや首の痛みが出やすいのです。「月に1~2回でもいいので治療を続けたほうが、痛みのない状態が続きますよ」と説明し、治療を続けることになりました。

その後、星状神経節ブロックを月に3~4回続け、いい状態を維持しています。20回治療したところでニキビもなくなりました。月経時にたまに肩こりがあるそうですが、湿布だけでしのげるようになったといいます。

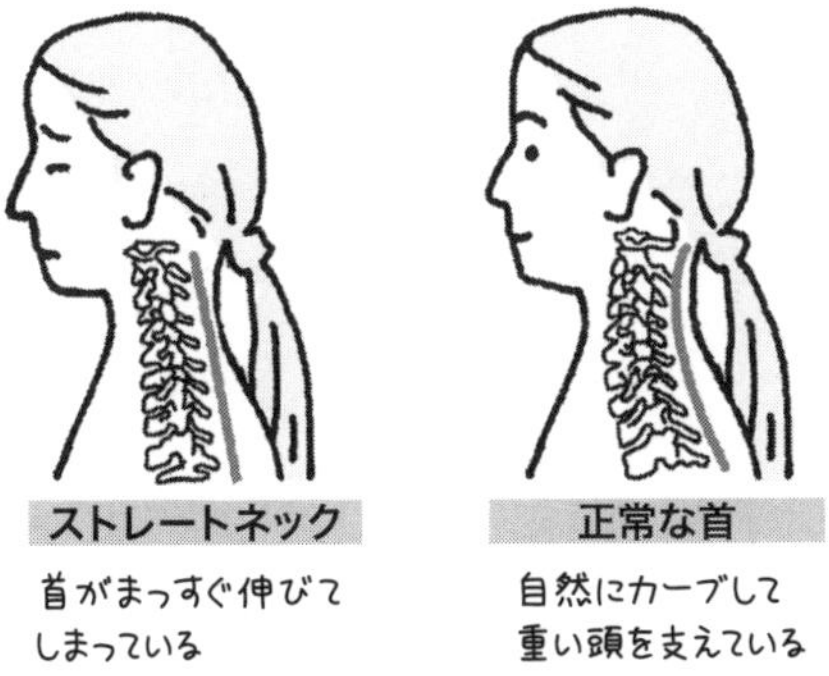
正常な首
自然にカーブして
重い頭を支えている
ストレートネック
首がまっすぐ伸びて
しまっている

## ●パソコン作業などでの前かがみの姿勢に注意しましょう

本来、頸椎（首の骨）は少し前にカーブしているのが正常なのですが、それがなくてまっすぐになっている状態のことをストレートネックといいます。ただし、ストレートネックは病気ではなく、レントゲンでストレートネックと指摘されても、痛みなどの症状が必ずでるわけではありません。

頸椎にカーブがあるのは、重い頭を細い首で支えるときに重心をとらえるためです。また、衝撃を吸収するという役割もあります。

このカーブがなくなってしまうと、頭を支えるために首や肩の筋肉に過度に負担がかかり、それが首の痛みや肩こりといった症状を引き起こします。

椎間板の変性や骨の加齢による変化が原因になっていることもありますが、パソコンやスマートフォンを長時間同じ姿勢で使ったり、首を使いすぎたりすることによって引き起こされることが多くなっています。

パソコンやスマートフォンを見るときは前かがみの姿勢になり、重たい頭を細い首の筋肉で支えることになります。このとき、頭の重さが頸椎にうまく乗っていれば均等に力がかかりますが、前かがみになっていると首の後ろの筋肉が張ります。前に傾きすぎないように首の後ろの筋肉が引っぱってバランスをとろうとするため、首の後ろ側がこるということになるのです。

パソコンもスマートフォンも同じですが、下向きの姿勢をずっと続けるのはよくありません。たとえば、パソコン作業をする場合は、モニターの位置をあまり下にしないで、座ったときに自然に見える位置、まっすぐからやや下くらいの位置に置くようにするのがおすすめです。とくにノートパソコンを使っている場合は、前かがみになりがちなので注意が必要です。すでに首や肩にこりがある人も、前かがみにならないように気をつけてみてください。

症例6

## ぎっくり腰による腰の痛み

ある日突然、ぎっくり腰に。肩には長年抱えている強いこりも

井上仁美さん（仮名）56歳　女性

井上さんは、ぎっくり腰の治療で来院されました。

朝、前かがみになったときに、急に激痛が走ったとのことだったので、急いでクリニックに来てもらいました。

ぎっくり腰ははじめてだそうですが、じつは中学生のころから肩こりがあり、鍼治療にも頻繁に通っているとのことでした。

### ●花粉症が楽になり、気持ちが軽くなる効果も

井上さんは、ぎっくり腰の治療のため、最初は腰部硬膜外ブロックをおこなうことにしました。すぐに治療したため、1回の腰部硬膜外ブロックで、ぎっくり腰は治癒しました。

そのときに、星状神経節ブロックで肩こりをやわらげることができると知り、「肩

こり改善のために星状神経節ブロックを受けたい」とのことでしたので、週に1回の治療を始めることにしました。

2回の治療後、いやな肩こりが軽くなったばかりか、よく眠れるようになったとのことでした。イライラすることなども少なくなったそうです。

治療4回目以降は、肩こりはなくなり、不眠が解消したとのことでした。体の調子がよくなったため、星状神経節ブロックを始めてからは、週1回通っていた鍼とマッサージにはまったく行かなくなったとのことでした。

6月から星状神経節ブロックを始めていましたが、翌年3月は花粉症も軽くなり、鼻づまりと肌のかゆみはあったものの、薬は必要がなくなったそうです。

ところが、調子がよかったため5週間治療を休んだところ、気持ちが落ち込むようになったというのです。以前から気持ちが沈むことがたびたびあったそうですが、星状神経節ブロックを始めてからは、そういうことがなかったのだそうです。気持ちの落ち込みに星状神経節ブロックが効いていると気づき、その後は2~3週間に1回程度、治療を続けることにしました。井上さんは「星状神経節ブロックしていないと気持ちが落ち込みます。痛みはがまんできるけれど、気持ちが沈むのは困ります。星状神経節ブロックしていると気持ちも体も楽です」といいます。

## ●ぎっくり腰は、数年後にまたなることがあるので注意が必要です

ぎっくり腰になるのは、さまざまな要因があります。背骨がまっすぐになっている「ストレートバック」などぎっくり腰になりやすい腰の骨の形があります。過去にヘルニアになったことがあると、椎間板が狭くなっていてぎっくり腰になりやすいということもあります。

ぎっくり腰になりやすい人は、大きな衝撃を受けたり、激しくひねったり、すごく重いものを持ったりしなくても、ぎっくり腰になることがあります。ゴミの日にゴミをまとめたり、床のものを拾おうとかがんだりといった、ちょっとした動作がきっかけで、ぎっくり腰になることがあるのです。そういう人は、またぎっくり腰を繰り返したりするので注意が必要です。

ぎっくり腰の痛みは、たいていの場合、腰部硬膜外ブロック、またはファセット（椎間関節）ブロックなどで1〜2回治療するとおさまります。

もともと、ぎっくり腰は、治療しなくても1週間ほど休めば治るものなのです。でも、家事や仕事ができないのは困ります。トイレに行くときにさえ痛みが走るのですから、1週間まったく動かずに、じっと寝ていられる人はいないでしょう。

ぎっくり腰にならないようにするには、普段からストレッチをして筋肉を鍛えておくのが効果的です。運動不足で筋肉の血流が悪くなっていると、筋肉が固くなってしまい、ちょっとしたことで痛みがでやすくなります。

症例7

## 脊柱管狭窄症による腰と足の痛み

約4年間、激しい腰の痛みに苦しみ、10分程度しか歩けない状態に

高橋正秀さん（仮名） 69歳 男性

高橋さんは、以前から腰痛があり、坐骨神経痛が悪化したといいます。

整形外科を受診し、レントゲンで背骨が少しずれていることがわかり、MRIですべり症による腰部脊柱管狭窄症と診断されました。治療を受けていたのですが、痛みがとれることはなかったそうです。

それで高橋さんは、有名人が通ってよくなったという整体院があると聞いて、遠くても1年半通ったそうです。また、他の誰かが治ったという鍼治療を知り、そこにも時間と高い治療費をかけて通いつづけたのだそうです。

整形外科、整体院、鍼治療など4年ほどかけてあらゆる治療を試してみたということでしたが、症状はよくならず、痛みに苦しんでいたといいます。それで、他になにか治療法はないかと探していたところ、ペインクリニックにたどり着いたそうです。

最初の診察のときは、10分歩くと腰と足に痛みがでて、立ち止まるような状態でした。

## ●腰部硬膜外ブロックで、治療するたびに効果が

腰部硬膜外ブロックで治療を始めることにしました。すると、治療するごとに痛み

が軽くなり、5回めの治療で20分続けて歩けるようになりました。「治療するたびに痛みが改善されていています」という言葉も聞くことができ、高橋さん自身も治療の効果を実感できているようでした。

ゴルフの上手な方で、7回めの治療のあと、9ホールをまわったそうです。10回めの治療のあとは「いくらでも歩ける」という状態になり、18ホールをまわることができました。

その後も治療を続け、「釣りやゴルフができるようになり、もとの生活に戻ることができました」と満足してもらうことができました。

会社の社長で、仕事も毎日出社することができるようになり、業績も上がったそうです。

最初の治療から約8年がたちましたが、現在も2ヵ月に1回程度の治療を続けています。じつは、痛みがとれたため、もっと治療の間隔をあけてもかまわないのです。それを本人にも伝えたのですが、「もうあの痛みを味わいたくないので、定期的に治療したい」ということで、現在に至っています。

高橋さんは、「痛みがあったときは、仕事に集中できないし、運動もできませんでした。運動できるようになったら血圧も安定しました」といい、元気にゴルフを楽しんでいます。

## ●間欠跛行が、脊柱管狭窄症の代表的な症状です

背骨には、脊髄（脳から続く神経）が通る脊柱管とよばれる背骨で囲まれた空間があります。脊柱管狭窄症は、骨のずれや椎間板が飛び出したりしたことなどによって脊柱管が狭くなることです。頸部脊柱管狭窄症なら手のしびれや背中の痛み、腰部脊柱管狭窄症なら腰の痛みや足のしびれが引き起こされます。

腰部脊柱管狭窄症は、間欠跛行《はこう》が代表的な症状です。間欠跛行というのは、少し歩くと痛みがでて歩けなくなり、前かがみになって休むと歩けるようになり、また歩くと痛みがでて歩けなくなるというのを繰り返す状態のことをいいます。長く立っていても痛くなるので、台所に30分以上立てなかったり、通勤電車で立っているのが苦痛になったりします。

前かがみになると痛みがおさまるのは、背骨の狭いところが開いて血流がよくなるためです。歩いているときに痛くなるのは、歩くと足の神経にたくさんの血液の供給が必要になるのですが、脊柱管が狭いと血液の供給が追いつかなくなり、痛みやしびれを引き起こします。前かがみになると足の神経への血流が戻って、また歩けるようになるのです。

脊柱管狭窄症は、加齢が大きな原因とされています。若いころに、柔道やアメリカンフットボール、ラグビーといった体をぶつけ合うスポーツなどで腰の骨にダメージを受けたことが原因になっていることもあります。また、以前にあった交通事故で腰を打ったことなどが原因になっていることもあります。

脊柱管狭窄症は、完全に治すことはできません。軽い症状のときに、治療を受けることが大切です。また、整形外科の治療や鎮痛薬で痛みがおさまることもありますが、なかなか痛みがとれず長引くような場合は、鎮痛薬をずっとのみつづけたりしないで、ペインクリニックの受診も考えてみてください。

## 神経障害性疼痛の質問表

いま感じている痛みが、神経障害性疼痛であるかどうか、簡単に評価できる質問表があります。不安のある方は、下の質問表で合計点数を出してみてください。

あなたが感じる痛みは、どのように表現できますか?
□にチェックを入れてください。

(1) 針で刺されるような痛みがある
□まったくない　□少しある　□ある　□強くある　□非常に強くある

(2) 電気が走るような痛みがある
□まったくない　□少しある　□ある　□強くある　□非常に強くある

(3) 焼けるようなひりひりする痛みがある
□まったくない　□少しある　□ある　□強くある　□非常に強くある

(4) しびれの強い痛みがある
□まったくない　□少しある　□ある　□強くある　□非常に強くある

(5) 衣類がこすれたり、冷風にあたったりするだけで痛みが走る
□まったくない　□少しある　□ある　□強くある　□非常に強くある

(6) 痛みの部位の感覚が低下していたり、過敏になっていたりする
□まったくない　□少しある　□ある　□強くある　□非常に強くある

(7) 痛みの部位の皮膚がむくんだり、赤や赤紫に変色したりする
□まったくない　□少しある　□ある　□強くある　□非常に強くある

まったくない:0点　少しある:1点　ある:2点
強くある:3点　非常に強くある:4点

6〜8ポイント:神経障害性疼痛の要素が含まれている
9〜11ポイント:神経障害性疼痛の可能性が高い
12ポイント以上:神経障害性疼痛の可能性が極めて高い

この質問表のなかでも、とくに「衣服がこすれたり、冷風にあたったりするだけで痛みが走る」の項目は神経障害性疼痛に特徴的です。

「焼けるようなひりひりするような痛みがある」

「しびれの強い痛みがある」

「痛みの部位の感覚が低下していたり、過敏になっていたりする」

の項目が神経障害性疼痛と強く関連している症状です。

# 痛みとペインクリニックの治療についてのＱ＆Ａ

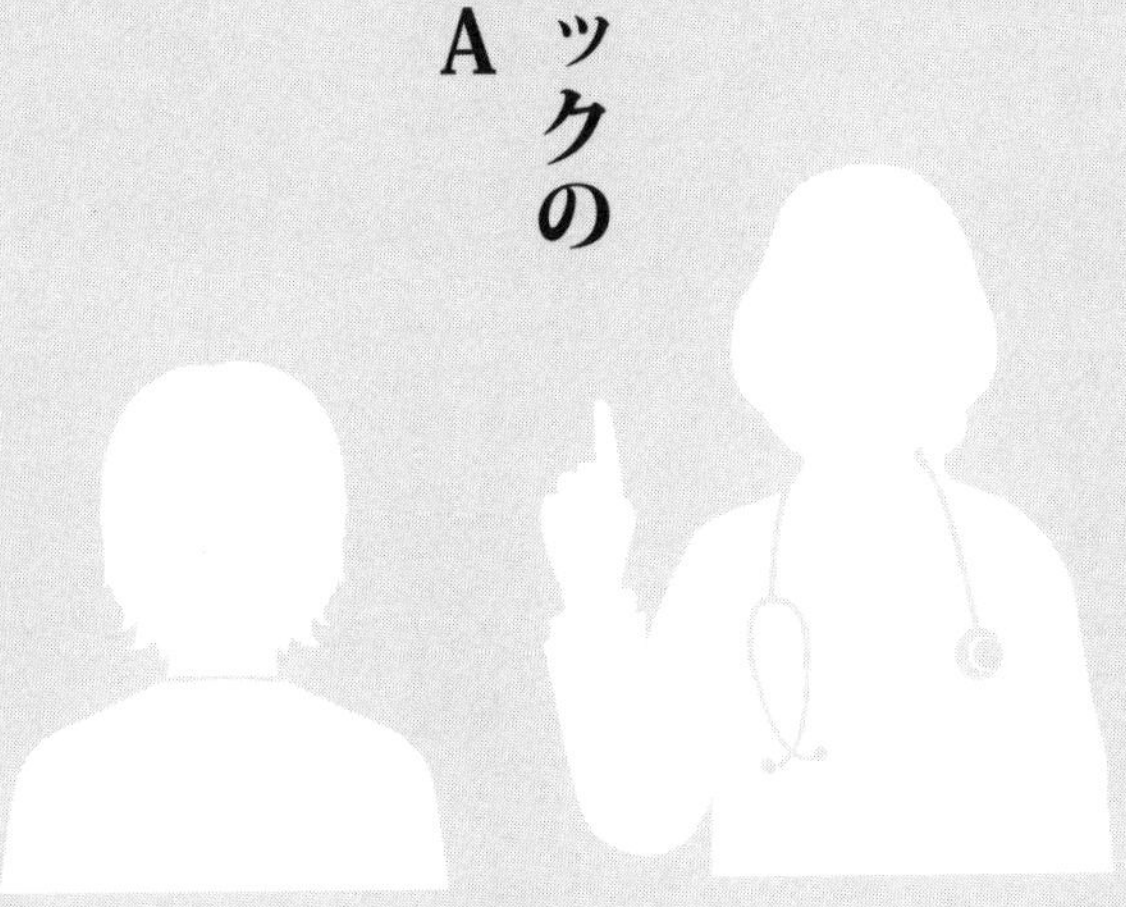

ここまで体の痛みとペインクリニックの治療について説明してきました。でも、痛みは人それぞれということもあり、残念ながらすべての痛みや治療について紹介しきれません。

そこで、患者さんやまわりの方たちからよく聞かれる質問をまとめてみました。同じような疑問を見つけたら、ぜひ参考にしてみてください。

## 体の痛みについてのQ&A

**Q** 1ヵ月ほど前に五十肩になりました。まだ痛みがあるのですが、肩は動かさないほうがいいのでしょうか？　それとも、動かしたほうがいいのでしょうか？

**A 痛いときは安静に。痛みがおさまったら動かしてください。**

五十肩（肩関節周囲炎）というのは、３ヵ月程度で痛みがおさまってきます。痛くなってから1ヵ月くらいは、鎮痛薬をのんで痛みを抑えながら、あまり動かさないほうがいいでしょう。

痛みがおさまってきたら、肩を動かして、可動範囲を広げるようにすると痛みをやわらげるのに役立ちます。

肩の筋力をなるべく使わないで動かすようにすると、あまり痛みを感じずに動かすことができます。よく知られているストレッチ法を２つ紹介します。

1つめは、壁を使い、腕を上げるストレッチです。

壁に向き合って立ち、痛い肩のほうの手のひら、あるいは両手の手のひらを、肩の高さのところにあてます。そして、壁から手を離さないようにして、ゆっくりしゃがんでいきます。肩が痛みを感じないところまでのばしていってください。こうすることで、筋力をあまり使わずに腕を上げることができます。

2つめは、「アイロン体操」と呼ばれて、広く知られているストレッチです。
ほんの少し前かがみになるくらいの高さのテーブルなどに、痛くない側の手をついて支えにします。痛い側の手でアイロンやペットボトルなど、少し重さのあるものを重りとして持ち、その手を「前と後ろ」「右と左」と静かに揺らします。
これも、痛みがでない程度におこないます。やりすぎは逆効果になるので、無理におこなわないようにしてください。

**Q** ケガが治ったのに痛みが残っています。リハビリやエクササイズをしたら痛みはなくなりますか？

**A** 体を動かすことは、痛みの改善に効果があります。
ケガが治ったあと、あまりにも痛みが長引くようなときは、なるべく早く対処することをおすすめします。

痛みがあると、その部分を動かすのは大変だと思います。でも、動かさないと、ますますその部分の血流が悪くなり、筋肉もやせてしまい、少し動かすだけでも痛みを引き起こしてしまうことがあるのです。その部分を動かすという意味で、リハビリやエクササイズは必要といえます。

無理をしない程度に、毎日少しずつ動かすようにしてみるといいでしょう。

**Q** 自分の血流がいいか悪いかを、自分で知る方法はありますか？

**A** 手足の冷えや、体温をチェックしてみてください。

いつも手や足が冷えていると感じる人は、血流が悪い可能性があります。

足の冷えが気になってお風呂上りにすぐ靴下をはいてしまう人も、血流が悪くなっている恐れがあります。寝るときは、できれば靴下をはかないほうがいいでしょう。寝ているときは体温を調節するために足の裏から汗が出ます。靴下をはくと、汗が発散されにくくなって湿ったままになるので、冷えやすくなります。足首のぴっちりつまった靴下も、血管を圧迫して血流を悪くすることがあるので注意が必要です。

また、体温もポイントになります。

一般的に、人の体温は36～37度くらいとされています。最低でも36度くらいの体温を保ちたいところです。体温が35度台など低い場合は、血流が悪い状態です。内臓の働きも悪くなります。また、体温が低いと免疫力が落ちるといわれ、病気にかかりやすくなります。

病気など明らかな原因がない場合、体温が低い原因は生活習慣によることがほとんどです。運動不足や偏った食事、薄着、冷房のあたりすぎなどは体の冷えを引き起こし、血流を悪くします。普段の生活を見直してみてください。

**Q** 朝起きると首に痛みやこりを感じます。枕の高さなども関係ありますか？

**A** 枕は直立しているときの首と体の位置と同じくらいになる高さに。

枕の高さも関係があると思います。枕は、首が起立しているときと同じ、自然なラインになる高さがよいといわれています。頭が高くなりすぎたり低くなりすぎたりすると、首の筋肉の一部に力が入ってしまうので、実際に寝てみて確認してみましょう。首のところだけ少し高くなっている枕もありますが、高さをきちんと合わせれば、そういう形のものもいいでしょう。

寝違えて首が痛くなるということもあると思います。寝違えの原因は、寝ているときに、寝返りができずに長時間、不自然な姿勢になってしまい、頭の重さで首が引っぱられてのびてしまったということが多いのです。電車でずっと下を向いて居眠りをしていると、首が痛くなるのも同じ理由です。首を動かしたり押したりすると、筋肉もその付着部（首のつけ根）も痛くなります。

寝違えは急性痛なので、痛みのあるあいだは、湿布をしたり、冷やしたりすると炎症がとれて痛みがやわらぎます。

**Q** 20年以上前から片頭痛があります。市販薬だけを使って、今まで病院で治療を受けたことがないのですが、痛みを減らすことはできますか?

**A** 昔からの片頭痛も、やわらげることができます。

人によって差はありますが、ペインクリニックの治療で頭痛のない状態を長く続けることができます。また、頭痛が起きても、軽い頭痛になります。また頭痛の回数が少なくなっていきます。そういう意味では痛みを減らすことができます。

片頭痛の場合は、発症してからどれだけ時間がたっているかというのは、治療にあまり関係ありません。

慢性の腰痛、首や肩の痛みは、背骨からでている神経に影響を与えるため、痛みがでたらできるだけ早く治療を受けたほうがいいのですが、片頭痛の場合は違います。長いあいだ抱えている片頭痛であっても、痛みは減らすことができます。症状によっては治療に少し時間がかかるかもしれませんが、痛みはやわらぎます。

頭痛の回数がふえてきたり、薬をのむ回数が多くなったり、今までと違うタイプの頭痛に変わってきた理したら、すぐに病院を受診してください。

## ペインクリニックの治療についてのQ＆A

**Q** 他の病気で治療を受けていますが、ペインクリニックの治療も並行して受けて大丈夫でしょうか？

**A** 大丈夫です。他の病院で受けている治療を伝えてください

基本的には大丈夫ですが、すでに受けている治療や薬をペインクリニックの医師に伝えて相談してみてください。

今どんな薬をのんでいるかが重要です。私のクリニックでは、最初の診察のときに、のんでいる薬を持ってきてもらって、確認するようにしています。

注意してもらいたいのは、このときすべての薬を持っていくことが必要ということ

です。ときどき「腰が痛いので、腰痛の薬だけ持ってきました」という患者さんがいます。ペインクリニックの治療は血圧など全身の状態も考慮しなければならないので、そのとき服用しているすべての薬をすべて知ることが重要なのです。

また、ペインクリニックで治療を受けはじめたあとに、新たに処方された薬や変更になった場合も、そのつど教えてください。あなたにとって、もっとも安全で効果的な方法を考えます。

**Q** ペインクリニックって注射で治療すると聞きました。こわくないですか?

**A** 注射がこわいと思う人にはしません。

その方の症状や、その方の状態に応じて最適な治療法を相談しながら決めていきます。注射がこわいと思う人には注射はしません。我慢してもらって注射をするのは、緊張が高まって(交感神経が高まって)かえって逆効果になります。

医師の説明をよく聞いて、納得したら、治療を受ければよいのです。注射がこわいので、いやですといっても、恥ずかしいことではありません。

**Q** ブロック注射をしてはいけない人は？

**A** 抗凝固療法をしている（血液をサラサラにする薬をのんでいる）人、神経ブロックをすると合併症などを起こすリスクが高いと考えられる人、神経ブロックをするときに、協力的でない人などです。

血液をサラサラにする薬をのんでいる人、血圧が高い人は注意が必要です。

ブロック注射は、体の深いところに注射をするため、止血しづらかったり、あとで出血する恐れがあったりする場合は、リスクが高まってしまうということなのです。

ただ、そういう人であっても、まったく治療できないというわけではありません。

神経ブロックは、たくさんの種類があるので、そのなかにはできるものもありますし、局所注射やトリガーポイント注射など浅い部分への注射は、おこなうことができます。

これらは、外からしっかり止血することができるので、大丈夫なのです。

また注射をするときに、施術者の「こうしてください」という言葉に協力してもらえない人は難しいと思います。

ブロック注射は、横向きになったり、仰向けに寝てあごを上げたりと、その種類によって最適な姿勢をとってもらわなければなりません。

それに協力してもらえない人は、ブロック注射をするのは難しいといえます。ただし、中学生くらいでも、きちんと理解して協力してもらえるのであれば、おこなうことができます。

**Q** 慢性痛に麻薬を使うことがあると聞きましたが、依存にならないですか？

**A** 治療で使う麻薬では、麻薬依存にはなりません

痛みがあって、そのために麻薬を使う場合は、脳の働きによって麻薬の依存症にな

ることはないことがわかっています。麻薬を処方するときには、医師がその患者さんに麻薬を使うことが適切かどうか検討しますので、医師と相談してください。

麻薬の処方にはいろいろな決まりがあります。まず、麻薬免許を持った医師だけが処方できます。その医師も、慢性痛に使える貼付薬（はりぐすり）を処方する際には、講習を受け、処方資格を得てから処方します。

麻薬を処方するにあたって、弱オピオイドをまず使用して、その効果を確認してから、実際の麻薬を処方するなどの決まりがあります。

患者さんにも、詳しく説明をします。

- 🚫この薬は医療用の麻薬であること
- 🚫家族や他人に譲渡してはいけないこと
- 🚫譲渡することは違法であること
- 🚫海外渡航の際には、特別な許可を必要とすること
- 🚫許可なく所持して渡航することは違法であること
- 🚫使わずに余った麻薬は、かってに破棄せず、医療機関や薬局に返却すること

などを医師と患者さんで確認し、署名をして確認書を作成します。

このように厳格に管理されています。

慢性痛に麻薬を使う場合は、一生使うわけではありません。他の薬ではとれない痛みをとって、体が動かせるようになることを第一の目標にします。体を動かしてリハビリを進めることで、もとの痛みが軽減していく効果が期待できるのです。

**Q** ブロック注射の治療を受けたあと、運動をしても大丈夫でしょうか？　普段の生活で気をつけなければいけないことはありますか？

**A** 治療後、約3時間は激しい運動を避けてください。

神経ブロックのあとは、激しく動いて血圧が上がったりすると危ないので、患者さんには「治療後、3時間ほどは激しい運動はしないでください」と伝えています。ジョギングやエアロビクスや水泳といった運動は避けてください。神経ブロックした場所から出血すると困るからです。ただし、普通の家事や仕事、軽作業、パソコン作業などは問題ありません。

**Q** 神経ブロック注射は、だいたい何回くらいで効果があらわれるでしょうか？また、注射をする間隔はどれくらいが最適でしょうか？

**A** おおよそ15回、週に1～2回が目安です

病気の程度や痛みの期間にもよりますので、いちがいにはいえません。治療間隔も痛みの重症度によって変わります。

首の慢性的な痛みの場合は、星状神経節ブロックは、おおよそ15回くらいが目安になります。腰や下肢が痛むときの腰部硬膜外神経ブロックも、だいたい同じです。期間でいうと3～4カ月が平均的といえます。

頻度は、週に1回というのが一般的です。最初の2～3カ月は、週に2回おこなう

こともあります。
実際には週に1回より2回のほうが効果はあるといえます。というのは、神経ブロック注射は、治療後に一旦痛みが軽くなるのですが、また痛みが戻ってくることが多いのです。そこでまた神経ブロック注射をすることで痛みがおさまり、また痛みが戻って、というのを繰り返しながら痛みを小さくしていくものだからです。ですから、痛みが完全に戻ってくる前に次の神経ブロック注射をしたほうがいいということです。
神経ブロック、とくに星状神経節ブロックや、硬膜外ブロックには、痛みを止めるだけではなく、交感神経をブロックする作用があります。交感神経がブロックされると、血流がよくなるので、繰り返し治療をすれば、痛みがなくなっていくのです。

**Q** 神経ブロックを受けるとき、準備することはありますか？　前日に激しい運動をしたり、刺激のあるものを食べたりしても大丈夫でしょうか？

**A** とくにありませんが、薬について指示がある場合があります。

とくに準備してもらうことはありません。前日は運動をしても問題ありません。服用している薬についても制限はほとんどありません。ただし、血液を固まりにくくする薬で、1日で効果が切れるタイプのものをのんでいる患者さんには「前日と当日はその薬をのまないで来てください」ということはあります。そういう場合は、医師の指示に従ってください。

ただ、薬に制限がないのに、「神経ブロックが効いているかどうかわからないので、今日はいつものんでいる薬をのまずに来ました」という患者さんがときどきいます。内服薬による鎮痛効果と、神経ブロックによる鎮痛効果はまったく違うので、薬をのんでいても効果を実感することができます。内服薬をやめたりしなくても大丈夫なので、いつもどおりに薬をのんでください。

**Q 漢方薬を取り入れているペインクリニックも多いようですが、痛みに効く漢方薬にはどんなものありますか？**

## A たくさんの種類があり、症状や体質などで使い分けます

坐骨神経痛などに「疎経活血湯」（ソケイカッケツトウ）が使われます。これには、冷えている部分を温めたり、湿っている部分の水分とり除いたりする効果があり、神経痛を改善します。

足の冷えで悪化する痛みやしびれには「当帰四逆加呉茱萸生姜湯」（トウキシギャクカゴシュユショウキョウトウ）が使われます。これも体を温めるのに効果があり、手足など末梢を温めて、冷えを改善します。しもやけになる人には、とても効果がありま す。

他にもたくさんあります。ぎっくり腰には、急激な筋肉の硬直による痛みをやわらげる「芍薬甘草湯」（シャクヤクカンゾウトウ）が使われます。頭痛には、おなかを温めて冷えを改善して頭痛をしずめる効果のある「呉茱萸湯」（ゴシュユトウ）などが使われます。

漢方にもたくさんの種類があり、同じ痛みであっても、それぞれの患者さんの症状

をみながら処方していきます。また、同じ患者さんでも季節や気候の影響で痛みが変化するようなときには、薬を変えたりすることもあります。

**Q** 他の病気で薬をのんでいますが、漢方薬も併用して大丈夫ですか？

**A** 大丈夫ですが、医師にきちんと相談してください

大丈夫です。西洋薬との併用は、まず問題ないといえます。ただし、いろいろ気をつけなければいけないことがあります。

たとえば、「甘草」（カンゾウ）という生薬が入っているものは、長期間のむと、血圧が上がる人がいます。

めまいで私のクリニックに通われている患者さんがいます。この患者さんは、血圧が高くて血圧の薬をのんでいたのですが、あまり効きめがよくありませんでした。不思議に思って、他院で処方されている薬のことを詳しく聞いてみると、「苓桂朮甘湯」（リョウケイジュツカントウ）を4～5年のんでいることがわかりました。そのなかに甘

草が少し入っていたのです。患者さんに説明して、苓桂朮甘湯の服用をやめたところ、血圧も安定して、血圧の薬をのまなくてすむようになりました。

漢方薬も副作用が絶対ないとはいえません。のんですぐ胃が重くなるような副作用がでることがありますが、1年間のんだあとに症状がでることもあります。

漢方は長くのまないと効果がでないということで、同じ薬をずっとのんでいるという方もいますが、漫然とのみつづけないことが大切です。

体質改善のためにのむ漢方薬などの場合は、長くのむことも必要です。それでも2週間のんで、異常がなければまた2週間のんで、というところで少しずつ効果がでてきます。

まったく効果が感じられないときは、もう1カ月ほどのんでみて、それでも効果がなければ中止します。ある程度の期間で様子をみて、調子がよくなっているときも、効果を感じないときも一旦服用をやめてみたり、薬を減量してみたりなどの対応が必要です。

いずれにせよ、漢方薬を併用する際には、処方してくれる医師にきちんと相談するのが安全です。

Q 漢方薬は即効性はないと聞きますが、どれくらいのみつづけると効果がではじめますか？

A たいていは1ヵ月ほどで徐々に効果があらわれます。即効性のあるものもあります。

目的や薬にもよりますが、1カ月ほどで「なんとなくよい感じ」というふうに少しずつ効果がみえてきます。

ただ、漢方薬も、即効性がまったくないというわけではありません。即効性がある漢方薬も何種類かあります。

たとえば、こむらがえりなど筋肉のけいれんのときに使われる「芍薬甘草湯」は5～10分程度で効きます。

葛根湯はカゼのひきはじめにのむと汗が出て、解熱効果があるのは有名ですね。頭痛薬の呉茱萸湯、五苓散も比較的早く効きます。

打撲による腫れや痛みに効く「治打撲一方」（ヂダボクイッポウ）も即効性のある漢方のひとつです。青あざの吸収が早くなり、痛みも早くおさまります。

**Q** 身の回りにあるものを使って、肩こり、腰痛などに効果がある手軽にできるストレッチを教えていただけませんか？

**A** ペットボトルとゴムベルトを使ったストレッチを紹介します。

日常生活のなかだけの動作では、使う筋肉はかぎられてしまいます。

ストレッチは、普段使わない筋肉をしっかり伸ばして、疲れにくい、痛みのでにくい体にしていきます。

紹介するストレッチは、自分の筋力の範囲でできるものですが、少し筋肉に負荷をかけるために、おもりを使って筋トレをしましょう。バーベルやダンベルを買わなくても、市販のペットボトルを使って代用することができます。

５００ミリリットルのボトルで約５６０グラム。普段あまり体を動かしたことがないので心配という方は、空いたペットボトルに水を半分くらい入れて、徐々に水の量を増やしていくとよいでしょう。左右は同じ重さにしましょう。

**肩こり予防のために、僧帽筋の筋トレ**

① ペットボトルを手のひらは正面をむけて両手に持ちます。ペットボトルを両肩の位置にかまえます。まっすぐ上に持ち上げ、ゆっくりもとの位置に戻します。上げるときも下げるときもゆっくりおこなうのがコツです。

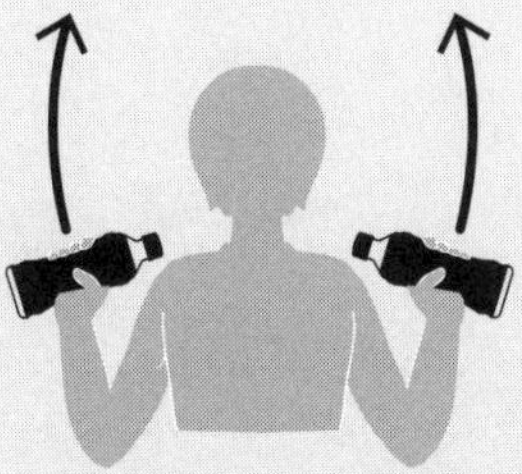

② 背中の筋肉も使いましょう。①と同じように、両肩の位置にペットボトルをかまえます。少し胸をはって、ペットボトルが体の真横より後ろにあるようにします。耳より後ろにかまえる。真上に上げます。下ろすときは耳よりうしろのもとの位置に。このとき、肩甲骨が左右近づくイメージでおこないます。
上げるときも下げるときもゆっくり。上げるときも下げるときも力を入れます。

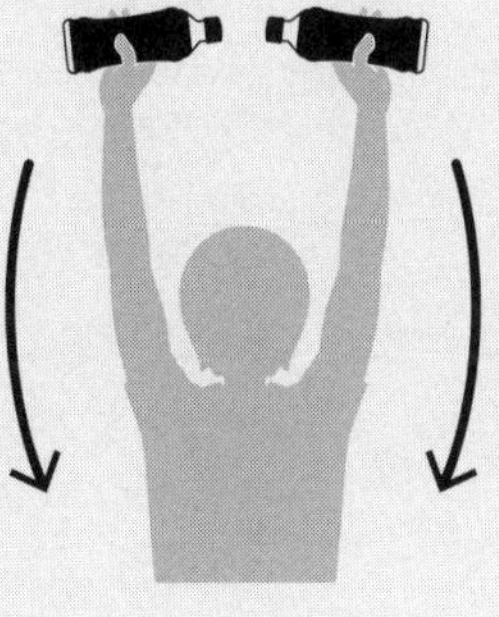

## 背中の広背筋の筋トレ

③ 両ひじを体のわきにつけて、ペットボトルを持った両手を前にあわせます。

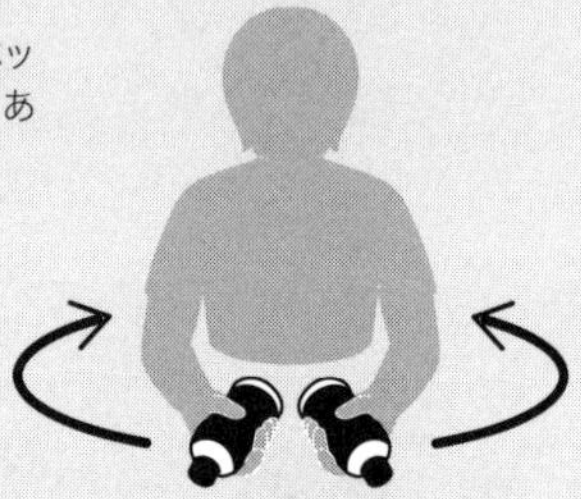

④ ひじを支点にして、地面に水平に体の横まで開きます。肩甲骨を左右を近づけるようなイメージでゆっくり開き、ゆっくり閉じてください。

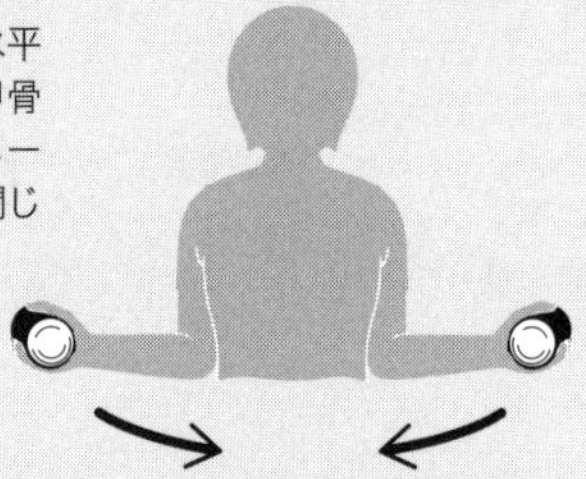

図はありませんが、ペットボトルを下向きに持って、腕を下げて体のわきにつけます。ペットボトルをそのまま外側に開いて肩の高さまで持ち上げます。できるなら、もう少し上まで上げてみてください。ゆっくり上げて、ゆっくり下げる。
どの動作も、上げるとき1、2、3と息を吐き、息を吸ってから、1、2、3と息を吐きながら下ろしていきましょう。
①の動作の腕を上げた状態から、体を右にゆっくり倒します。そのあともとの立った状態に戻り、左にゆっくり倒します。

最初はそれぞれ5回くらいから始めて、①〜④を1セットとして、2セット。だんだん回数を増やして、2セットを1日に3回くらいやりましょう。

## 椅子にすわって大腿四頭筋の筋トレ

ゴムベルト、ズボンのウエストにいれる3センチくらいの幅のゴムを1メートル用意し、輪にして、椅子の足と両足にかけます。できるだけ足首に近いところにかけてください。そのときゴムの長さを調節してください。

⑤ 息を1、2、3と吐きながら、両足を前にのばして、ゴムをひっぱります。

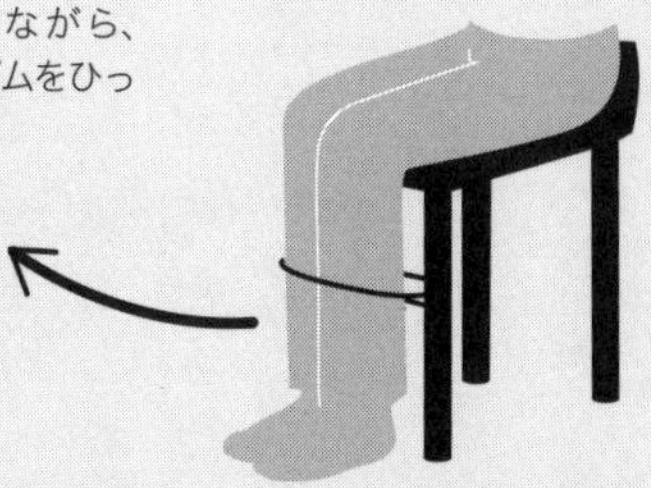

⑥ 息を吸って、1、2、3と息を吐きながら、ゆっくりもとに戻します。

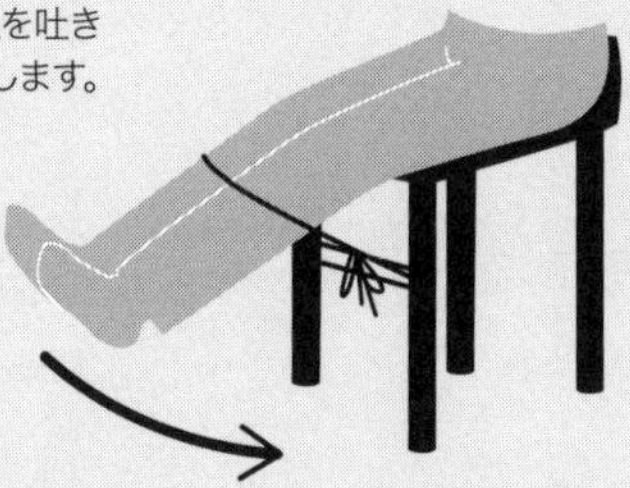

図はありませんが、輪にしたゴムベルトを、右足で踏み、左太ももにかけます。右足はゴムをおさえたまま、左ひざをゆっくり上にもちあげて、ゆっくり下にさげます。左足で輪にしたゴムを踏み、右の太ももにかけましょう。左足はゴムをおさえたまま、右ひざをゆっくり上にもちあげて、ゆっくり下にさげます。
筋トレ用のゴムバンドを買わなくても、身の回りにあるもので手軽にできます。

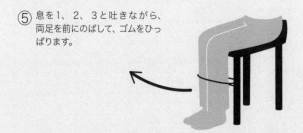

**Q** ペインクリニックを受診したいと思っていますが、近くにある病院を知るにはどうしたらよいでしょうか？

**A** 専門医のいる医療機関を調べることができます。

「日本ペインクリニック学会」のホームページ（http://www.jspc.gr.jp）に「専門医のいる施設」が紹介されています。

また、東京都の方は「東京都医療機関案内サービス　ひまわり」（電話 03-5272-0303　ホームページ http://www.himawari.metro.tokyo.jp/）でも探すことができます。各都道府県に医療情報サービスがありますので、インターネットなどで調べてみてください。

神経ブロックには高度な技術が必要です。麻酔科の専門医、ペインクリニックの専門医のいる病院で治療を受けてください。

# あとがき

痛みがあると、毎日の生活が楽しくないし、家事や仕事も大変になります。家族やまわりの人にもカリカリした態度をとってしまったりするので、人間関係を悪くしてしまうことさえあります。お母さんが痛みでピリピリしていたら、子どもたちも暗い気持ちになってしまうことでしょう。

私がペインクリニックの治療に魅力を感じるようになったのは、はじめは痛みのために眉間にしわを寄せて、つらそうに症状を訴えていた患者さんが、痛みがやわらぐにつれてステキな笑顔になっていく様子を直接目にすることができるからです。

診察室でにっこり話をされる表情を見て、内心「こんなに美人（イケメン）だったんだ」と驚くこともあります。やっぱり人には笑顔が必要だな、笑顔ってとても素敵だなと実感するのと同時に、私がその笑顔を取り戻すお手伝いをしてあげられたと思うと大きな喜びも感じます。

じつは、私の母も、若いころから片頭痛があり、肩こりや不眠、立ちくらみのほか、疲れやすくて風邪もひきやすく、人が多く集まる入学式などの会場では突然意識をなくして倒れることもありました。病院での診断は自律神経失調症でした。

ペインクリニックでたくさんの患者さんの話を聞くようになった私は、母の症状と似た症状の患者さんが多いことに気づき、母にペインクリニックの受診をすすめました。

母は、星状神経節ブロックの治療を受けることになり、週3回の治療を受けるうちにだんだん元気になっていきました。治療を30回終えたころには、「疲れた」といわなくなったばかりか、「体が軽く感じられて、動きたくなる」というようになったのです。

うまく汗をかくことができないことが、蒸し暑い場所で倒れる原因だったのですが、星状神経節ブロック治療で汗がでるようになり、人の多い場所でも倒れることはなくなりました。よく眠れるようになって、片頭痛もなくなったそうで、表情も生き生きとしてきました。その後は、肩こりが強いときや疲れたときだけ星状神経節ブロックを受けたり、漢方薬をのんだりして、元気な状態を維持することができています。

痛みは、「ためないこと」「むやみにがまんしないこと」が大切です。

そのためには、まずは、痛みのしくみを知り、痛みをためないように自分でしっかりケアしてください。そして、痛みが強いときは、がまんしないでペインクリニックを受診してください。

ペインクリニックでは、必ず注射で治療をおこなうというわけではありません。注射に抵抗があるのであれば、ほかにもいろいろな治療法があります。患者さんの症状もみながら、いちばん最適な治療法を考えていきます。ですから、痛いときは痛みの専門家に相談することも、治療法の選択肢のひとつにぜひ加えてほしいと思っています。

ただし、ペインクリニックで治療を受ければ、何もしなくても痛みがとれるというわけではありません。神経ブロックとのみ薬だけでは痛みはとれません。「痛い、痛い」といいながら家で何もしないのであれば、痛みはとれないということです。

「痛みがとれたら、あれをしよう」という目標をもって、痛みがゼロでなくてもできることをどんどんやっていくことが大切です。ペインクリニックでも「家に帰ったらストレッチをしてくださいね」「散歩をしてください」「痛みのことばかり考えないでください」といったアドバイスをします。私たちは、痛みをとるためのお手伝いをする、痛みをとるきっかけをつくるという存在だと思っています。ペインクリニックは、医師と患者さんが一緒に治療を進めていくところだと思ってください。

痛みがとれて、患者さんから「長時間飛行機に乗って、家族と一緒に海外旅行に行くことができました」という報告を受けたり、「もっと外にでて活躍したいと思っています」「もっと『きれいになったね』といわれたいんです」といった言葉を聞いたりすると、とてもうれしく思います。患者さんのステキな笑顔を見ることがこの仕事のやりがいです。

この本が、みなさんの痛みをとって笑顔になるお手伝いになれば幸いです。

２０１７年６月

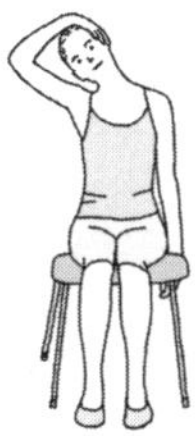

「痛《いた》みの名医《めいい》」が教《おし》える
# 体《からだ》の痛《いた》みがスッキリ消《き》える


著　者　河手眞理子《かわてまりこ》

発行所　株式会社　二見書房
〒101-8405
東京都千代田区三崎町2-18-11堀内三崎町ビル
電話　03（3515）2311［営業］
03（3515）2313［編集］
振替　00170-4-2639

印刷所　株式会社　堀内印刷所
製本所　株式会社　村上製本所

ブックデザイン　河石真由美《かわいしまゆみ》（CHIP）
DTP組版・図版　有限会社CHIP
イラスト　山口正児

落丁・乱丁本は送料小社負担にてお取替えします。
定価はカバーに表示してあります。



ISBN978-4-576-17065-7　C0077
http://www.futami.co.jp

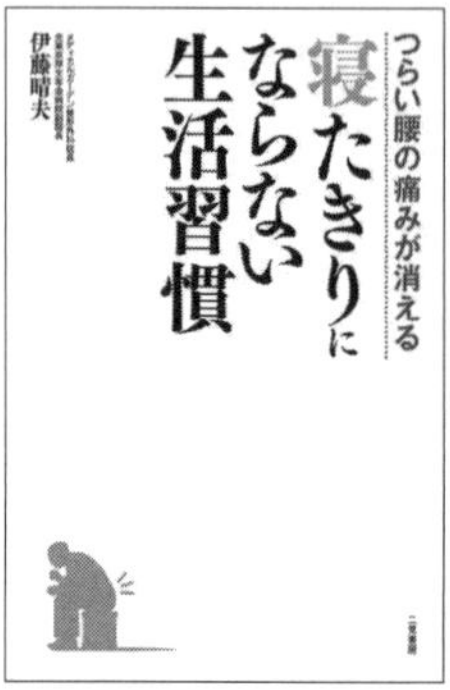
つらい腰の痛みが消える
寝たきりにならない生活習慣
伊藤晴夫